改善高血压专家指导

GAISHAN GAOXUEYA ZHUANJIA ZHIDAO

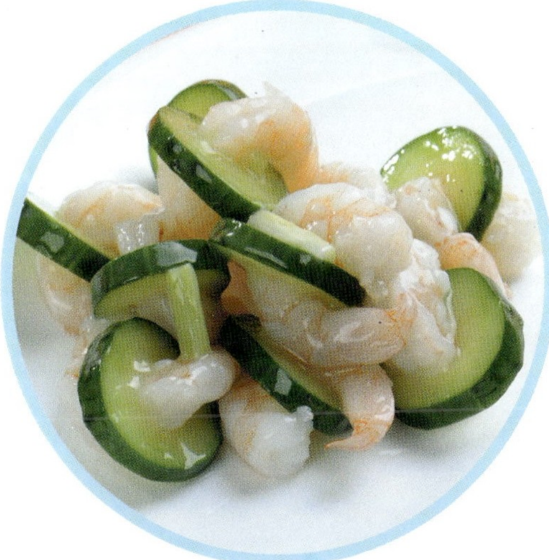

高　音/编著

中国人口出版社

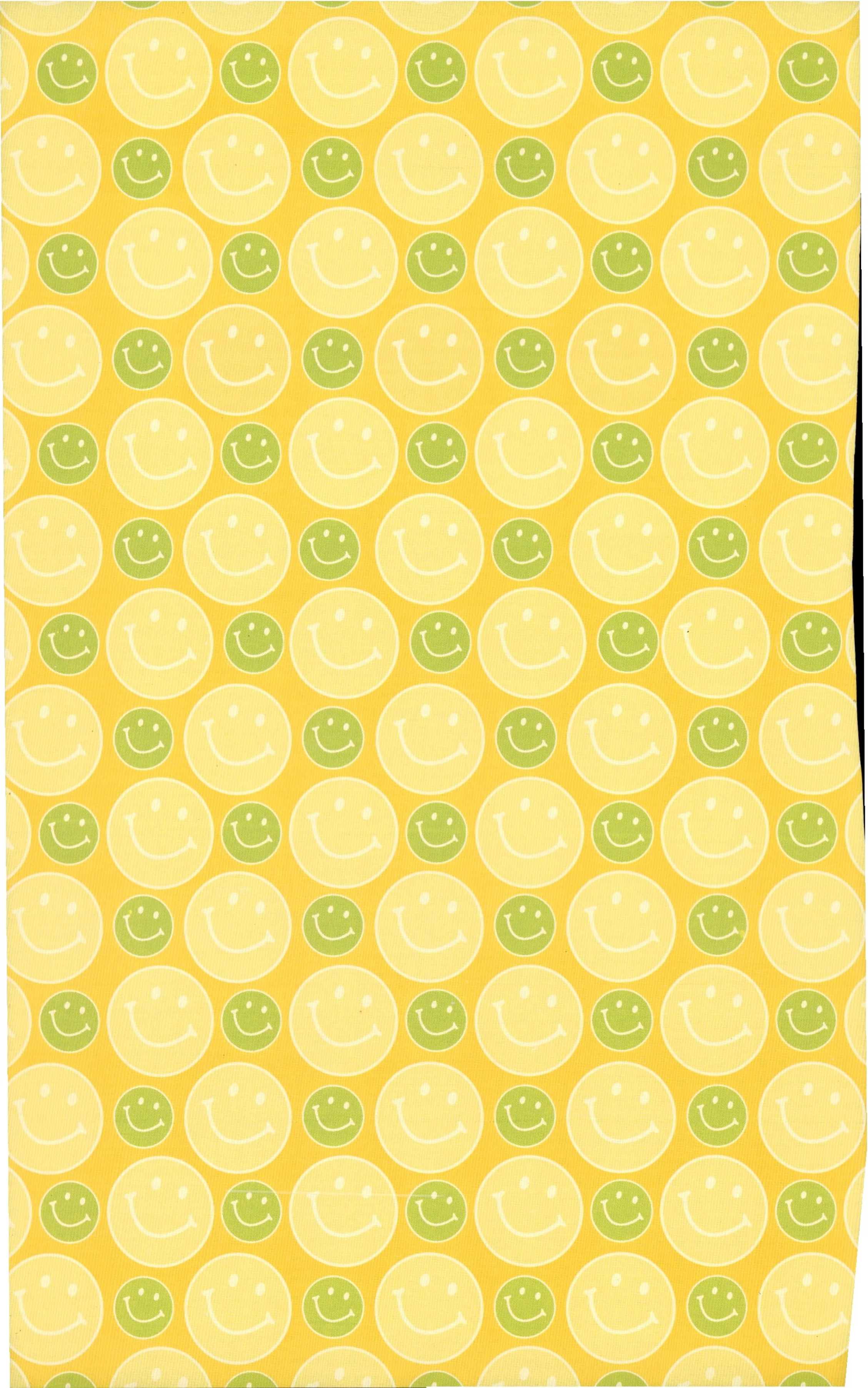

目录
CONTENTS

1 高血压用药

认识高血压

1 高血压的发病因素
2 年龄
2 性别
2 地区因素
3 膳食营养因素
3 性生活
3 环境
4 血脂异常
4 精神压力
5 哪些人易患高血压
5 肥胖的人
5 吸烟的人
6 饮酒的人
6 有高血压家族史的人
7 中老年人
7 食盐过量的人
8 精神紧张的人
9 糖尿病患者
9 长期使用某些药物的人群
10 高血压的主要症状
10 头痛、头涨
10 眩晕
10 耳鸣
11 心悸、气促
11 四肢麻木

高血压的自我检测与治疗原则

13 高血压的自我检测
13 血压测量的方法
16 家中自测血压的注意事项
17 测量血压时发生偏差的原因
18 患了高血压应到医院作哪些常规检查
20 高血压的治疗原则
20 把握治疗时机很重要
22 作充分检查后再用药

高血压的预防

23 高血压的一级预防
23 限盐，增加钾和优质蛋白
25 减轻肥胖

26 戒烟限酒
26 避免精神过度紧张
26 妇女高血压预防要点
27 高血压的二、三级预防
27 二级预防
28 三级预防

高血压家庭常用药

31 评价抗高血压药物的标准
31 治疗高血压的四类药物
32 利尿降压药
33 肾上腺素能阻滞药
34 钙拮抗药
35 血管紧张素转换酶抑制药
36 降压药物的联合应用
36 为什么要联合应用
37 固定小剂量的联合应用
37 常用药物的联合方法
38 可能不恰当的降压药联合应用方法
40 常用西药
40 氢氯噻嗪
41 吲达帕胺
42 美托洛尔
43 比索洛尔
44 盐酸特拉唑嗪
45 氨氯地平
46 硝苯地平
47 非洛地平
48 卡托普利(一代)
51 依那普利(二代)
51 苯那普利(三代)
52 雷米普利(三代)
53 福辛普利(三代)
54 替米沙坦
55 氯沙坦
56 厄贝沙坦
57 缬沙坦
58 复方降压片
59 北京降压0号
60 降压灵
60 常用中药
60 安宫降压丸
61 牛黄降压丸(胶囊)
62 珍菊降压片
64 天麻钓藤颗粒
65 罗布麻降压片

高血压的并发症

66 脑出血
68 脑梗死

2 高血压病配餐

高血压患者的科学饮食

70 高血压食疗原则

72 高血压饮食禁忌
72 忌长期食用高胆固醇食物
73 忌食各种蛋黄
74 忌饮食过饱
75 忌过量食用肥肉
75 忌盲目减肥
76 忌饮酒过量
76 忌食盐过量
77 忌饮水过多
79 忌饮咖啡因
79 忌热量无控制
80 忌饮食中缺钾
81 忌饮食中缺钙

降压食物推荐

82 高血压患者宜吃的水果
82 苹果
83 香蕉
83 西瓜
84 山楂
85 红枣
85 核桃仁
86 柿子
86 草莓
87 枸杞子
87 猕猴桃
88 高血压患者宜吃的蔬菜
88 芹菜
88 芦笋
89 苦瓜
89 冬瓜
90 茄子
91 西红柿
91 胡萝卜
92 黑木耳
92 蘑菇
92 香菇
93 银耳
93 海带
94 洋葱
94 大蒜
95 菠菜
95 腐竹
96 高血压患者宜食的其他食物
96 玉米
97 黄豆
97 豌豆
98 绿豆
98 黑芝麻
99 花生
99 燕麦
100 牡蛎
100 虾皮
101 鱼类
102 蜂蜜
103 醋

高血压的配餐及药膳

104 高血压的配餐菜谱

114 高血压的配餐主食、粥谱
129 高血压的配餐汤谱
143 高血压的食疗茶饮
155 老年高血压患者的四季饮食
155 春季饮食护理
155 夏季饮食护理
157 秋季饮食护理
157 冬季饮食护理

3 高血压护理

高血压日常护理

159 高血压日常须知
159 心情宜平静
160 睡眠宜充足
160 宜饮茶水，但忌饮浓茶
161 宜按时测量血压
162 生活环境宜清静
163 衣带宜宽松
163 宜经常散步
164 起床宜缓慢
164 宜做太极拳运动
165 宜经常进行日光浴
165 宜适度跳舞
166 注意温度的影响
167 高血压日常生活禁忌
167 忌情绪过激
168 忌心情绝望
168 忌抽烟
169 忌盲目用中药材进补
170 忌随意停药
172 忌性生活无节制
174 忌冷水洗浴
174 忌蹲着大便
175 忌炒股票
176 忌长时间看电视
177 忌长时间打麻将
178 忌持重物
178 忌开车运动
179 冬季起居忌受凉
181 临睡前不宜服用降压药
181 高血压急症的家庭救护

高血压特殊人群防治

183 儿童青少年与高血压
186 老年人与高血压
188 妇女与高血压

高血压的其他保健方法

191 散步疗法
192 登楼梯疗法
193 健身球疗法
193 音乐疗法
194 温泉疗法
195 梳头疗法
196 垂钓疗法

1 高血压用药

GAOXUEYA YONGYAO

认识高血压

有关数据报道：全球有近10亿人口患有高血压，在2025年前，高血压患者还将增加5亿以上。而且，这种无声的可怕疾病，不仅广泛存在于西方世界，在非洲等发展中国家和地区也日益普遍。

高血压是当今世界上流行最广泛的疾病，中国高血压患者近1.6亿。我国高血压的流行具有“三高”、“三低”的特点。“三高”是指患病率高、致残率高、死亡率高；“三低”是指知晓率低、服药率低、控制率低。

高血压的发病因素

随着人们生活水平的普遍提高，整个世界高血压发病率呈现上升趋势。引起高血压的病因目前还不甚清楚，真正能够明确的原因大约占10%，大部分引起高血压的只能是相关的发病因素。因为我们不能随意地将与高血压发病有关联的因素称之为病因，而只能说是发病因素。这些因素的共同作用可以引起高血压。普遍认为比较重要的发病因素有以下几个方面。

·年龄·

高血压患病率随年龄的增长而上升，35 岁以上上升幅度最大。收缩压在40～50岁时上升最快，50 岁以后有所减慢；舒张压在 35～60 岁之间逐渐上升，无明显突升现象。对于年龄在 18 岁或以上及成年人在初次测得血压后，根据测得值可参考如下建议：若是血压<130/85 mmHg[①]，每 2 年复查一次血压；若是血压为（130～139）/（85～89）mmHg，每年复查一次血压；若血压≥（140～159）/（90～99）mmHg，则 2 个月内复查一次血压；若血压为(160～179)/（100～109）mmHg，则 1 个月内请医生作出诊断并提出治疗方案；若血压≥180/110 mmHg，则根据临床情况在 1 周内或即刻请医生作出诊断并提出治疗办法。

·性别·

两性高血压患病率东西方有所差别。西方的男女高血压患病率差别不大；东方以我国为例，女性高血压患病率高于男性。一般在 35 岁以前男女患病率差别不大，有时男性患病率高于女性，但 35～40 岁以后女性患病率显著高于男性。

·地区因素·

东西方高血压患病率是不同的，西方高于东方（除日本和新加坡

① 1mmHg 约等于 0.133kPa。

外），发达国家比发展中国家高，但落后国家如非洲地区的高血压患病率最高。就我国而言，总的情况是北高南低，且呈现由北至南梯度递减趋势，沿海高内地低。据全国高血压调查结果显示，城乡之间的高血压患病率除西藏拉萨外，北京市的高血压患病率最高，城市高于农村，且呈逐年递增趋势。

·膳食营养因素·

目前，医学界都公认膳食与血压调节之间的关系远比以往想象的复杂得多。营养结构的复杂化可以升高血压，而且食物成分不仅有升压的因素，更有些营养素能对抗遗传或环境对血压的有害作用。摄入过多的钠盐、过多的饱和脂肪酸或不饱和脂肪酸减少，膳食中较少的钾、钙、镁等都可以引起高血压患病率上升。

·性生活·

性生活兴奋期无论其刺激达到何种程度，一般血压都会上升。高潮时收缩压可升高30～60 mmHg、舒张压可升高20～40 mmHg，兴奋期过后的安全期收缩压可升高30～60 mmHg、舒张压可升高10～20 mmHg，这种血压上升的现象在和缓期就会逐渐下降，不久可恢复正常。高血压患者在过性生活时，血压上升的幅度应该会更大一些。另外，高血压或高血压有并发症的患者可能会有不同程度的性功能障碍。

·环境·

环境是与人的职业、精神状态息息相关的生活和工作空间。环境的改变不一定会引起高血压，只有当环境改变到一定程度并持续存在，以致机体不能代偿适应时，才会引起高血压，且其发生高血压的可能性比正常时高 2～5 倍。噪声对血压的影响与噪声的性质、参数以及接触噪声时间的长短有关。总之，环境不是引起高血压的独立因素，只是较重要的影响因素之一（见下图）。

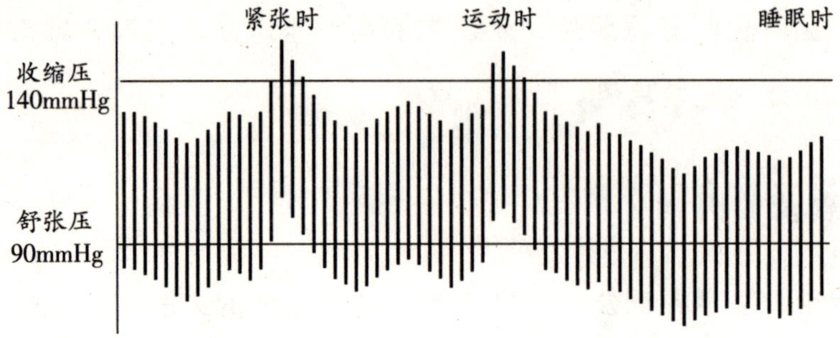

人在不同状态下血压的波动示意图

· 血脂异常 ·

现已肯定总胆固醇（TC）及其主要载体——低密度脂蛋白胆固醇（LDL-C）是重要的危险因素。高血压的形成与总胆固醇水平及低密度脂蛋白胆固醇水平成正比。

· 精神压力 ·

精神压力对血压的升高起十分重要的作用，是成年人高血压重要的影响因素之一。

精神压力包括外部环境方面的因素（如家庭、经济、社会因素等）和内部环境方面的因素（如疾病、过度疲劳、不良饮食习惯等）以及精神情感方面的因素（如责任心、担心等）。一般通过三方面来确定精神压力对血压的作用：❶环境压力的作用；❷正常血压和高血压个体之间的差异；❸个体对精神压力的承受力。

工作压力由两个因素组成：主观的要求标准和客观实际具备的条

件。当主观的要求标准很高，条件受限时就会形成高压力的工作。长期处于工作压力高的情况下，高血压的发生危险会增加3倍，而且还会增加左心室肥厚和冠心病的危险。

哪些人易患高血压

为什么会发生高血压，高血压的真正病因是什么，到目前为止，没有一个人能作出肯定的答复，总之高血压的发生与许多因素也就是危险因素有关。哪些是高血压的危险因素呢？至少有以下十来个，即：家族史、食盐过多、肥胖（或称超重）、饮酒、吸烟、糖尿病、中老年人、精神紧张或刺激、药物等。高血压是全球第一大疾病，其患者不分男女老少、贫富贵贱。然而，临床分析发现以下人群易患高血压。

·肥胖的人·

肥胖者是高血压发病的主要人群，同时也是冠心病和脑卒中发病的主要人群。肥胖者高血压患病率是体重正常者的2～6倍。我们衡量一个人的体重是否合适的标准之一是体重指数（BMI）。

体重指数＝体重（千克）÷身高（米）^{2}

体重指数的评定标准（中国）

体重指数判定

＜19	≥27	24～27	19～23.9
消瘦	肥胖	超重	合理

·吸烟的人·

烟草是健康的大敌，现在已是人人皆知的常识，不过有些人还是舍不得扔掉手中的“老朋友”。有研究发现，吸烟不仅可以引起肺癌、慢性支气管炎等呼吸系统的疾病，而且也是高血压、脑卒中、冠心病的主要危险因素。烟雾中的有害物质一氧化碳、尼古丁等吸入人体后，会引起动脉内膜损伤和动脉粥样硬化；还会增加血液的黏稠度和血流阻力，从而使血压升高。

·饮酒的人·

酒精是高血压的一个独立危险因素，尤其是大量饮酒可使血压升高，导致高血压的患病率上升。每日平均饮酒 30～40 毫升者，与不饮酒者相比收缩压高 3～4 mmHg，舒张压高 1～2 mmHg，高血压患病率高 50%；每日平均饮酒 50～60 毫升者，则收缩压比不饮酒者高 5～6 mmHg，舒张压高2～4 mmHg；每日平均饮酒 60～70 毫升者，高血压患病率比不饮酒者高 100%。

·有高血压家族史的人·

高血压具有明显的家族聚集性。有研究发现，如果父母无高血压，那么子女患高血压的机会只有 3.1%；而父母一方有高血压患者，子女患高血压的概率就增加到 28%；如果父母均有高血压，则子女患高血压的概率将增加到 46%。在临床工作中，我们也发现高血压患者中有 60%多的患者具有高血压的家族史。

由于在高血压的发生上遗传因素具有重要的作用，所以一旦父母或者祖父母等有高血压，其遗传给下一代的机会便非常大。所以，对于有高血压家族史的人，在日常生活中更要密切关注自己的血压情况，注意保持良好的饮食习惯和生活习惯。

· 中老年人 ·

人在生长发育过程中，血压也有相应的变化。一般而言，年龄越高，患高血压的比例也就越高，而且以收缩压的增高更为明显。统计资料表明，40岁以下的患者占高血压患病总数的10%，而40岁以上的患者占90%左右。在65～69岁的人群中，高血压患者占34.8%，而到了80岁的时候，高血压患者就上升到了65.6%。

· 食盐过量的人 ·

平均每日食盐（钠盐）摄入量与高血压发生率相关，即低钠则低血压，高钠则高血压。在我国，传统上北方地区人均食盐量多于南方，所谓“南甜北咸”，因此，北方地区高血压患病率也高于南方。对于高血压病人，每日的食盐量应该严格控制，以低盐饮食为宜，这也是高血压非药物治疗的主要措施之一。

膳食中平均每人每日摄入食盐每增加2克，收缩压和舒张压平均分别增高2.0 mmHg及1.2 mmHg。

此外，膳食中钙含量不足也可使血压升高，而且当膳食中钙含量较低时，还可能促进钠的升血压作用。

另外，平均每人每日摄入的动物蛋白质热量百分比每增加1个百分点，高压及低压可分别降低0.9 mmHg及0.7 mmHg。

因此，在日常生活中，应注意清淡饮食，避免食物过咸、过腻，同时注意补充动物蛋白质和钙。

专家连线

问：缺钙也会引起高血压吗？

答：引起高血压的原因很多，但近年来医学研究人员发现，人体缺钙也会引起高血压。有研究人员在调查中发现，每日食钙量少于0.5克的孕妇，与食钙量大于1克的孕妇相比，前者高血压的发病率高于后者10～20倍。对一般人群的调查结果是，每日食钙量小于300毫克者，高血压的发病率是每日食钙量大于1200毫克者的2～3倍。人群平均每日钙摄入量与血压水平呈显著负相关，也就是说，每日钙摄入量多者血压低，少者则反之。人群日均摄钙量每增加100毫克，平均收缩压水平可下降2.5mmHg，舒张压水平可下降1.3mmHg。因此，及早注意饮食中钙的供应和吸收，对高血压防治是有益的。含钙较多的食物有大豆及豆制品，奶及奶制品，鱼、虾、蟹、蛋、木耳、紫菜、雪里红等，这些在日常生活中均应注意适当摄入。

精神紧张的人

心理因素对高血压的致病作用不容忽视，情绪和精神刺激均能引起血压升高。

有关研究发现，长期工作劳累、精神紧张、睡眠不足、焦虑和抑郁等都可引起高血压，尤其是精神紧张在高血压的发生中有重要作用。从事一些高度危险和精神高度紧张工作的人，如驾驶员、股票经营者，其发生高血压的机会大大高于从事其他行业、精神状态比较放松的人群。而且长期生活在噪声环境中，听力敏感性减退者患高血压的机会也相对增多。

另外，我们在临床工作中也发现，高血压患者经过一定时间的休息后其血压有一定程度的下降。

另有观察发现，A型性格会有更多的机会患高血压，这是由于这类人大多数热心事业、争强好胜、做事干练、脾气急躁。他们行动快、效率高，有过度的时间紧迫感，易于激动、缺乏耐心，经常处于紧张和压力之中。而B型性格的人则相反，其患高血压的机会也相对较少。所以适当减压，高血压就会远离你。

·糖尿病患者·

糖尿病也是高血压的发病因素之一。若糖尿病控制不当，往往会损及肾脏，发生糖尿病、肾病主要是由于血压升高，尿内出现蛋白质，血内有一种称为肌酐的物质，它的浓度升高意味着肾功能已有严重损害。所以糖尿病患者不仅要常常检查血糖、尿糖，还要检查有无尿蛋白，一旦出现尿蛋白，血压会随之升高，此时应及时治疗，以免使病情进展。

·长期使用某些药物的人群·

目前，临床上所应用的许多药物（其中包括某些降压药）都具有致高血压的作用。这类高血压常常是不可避免的药物的不良反应。由于引起高血压的药物很多，机制各异，个体间对这些药物的敏感性差别亦大，所以这些药物是否引起高血压其个体差异很大。

在此以口服避孕药为例，简要说明药物与高血压之间的关系。服避孕药的妇女，其血压升高的程度、发生率与服药时间的长短有关。35岁以上的妇女服避孕药容易出现血压升高，但口服避孕药引起的高血压一般为轻度或可逆性的，在终止服避孕药3～6个月后血压可恢复正常。中成药特别是感冒中成药中含有麻黄碱，消炎止痛药如消炎痛，长期应用都会发生高血压或使已有高血压患者的病情加重，但停药后血压即会下降。高血压患者用药时应注意。

高血压的主要症状

很多高血压患者没有自觉症状，特别是在发病初期更是如此。

·头痛、头涨·

感到头痛、头涨并不能肯定就是高血压或脑出血的前兆，因为头痛的原因相当多，诸如感冒、睡眠不足、饮酒过量或吸入二氧化碳等。然而，高血压引起头痛的情形颇为常见，同时也是显示高血压进展程度的重要症状。

高血压所引起的头痛，其部位是以全头部的自觉疼痛为主，少见有固定部位的疼痛；其疼痛性质以发胀、冲逆、昏沉、钝痛等特征为主，有时还会感到恶心、想吐。所以患有这些症状的人，一定要去医院检查治疗。

·眩晕·

高血压引起的眩晕，女性比男性较多。然而，因高血压引起的眩晕，还不至于严重到身体失去平衡。

有时虽为轻度眩晕，身体却失去平衡感，这种症状若发生在老年人身上并频频出现时，就要特别加以注意。因为这种症状可能是脑卒中的前兆。

·耳鸣·

耳鸣是很多疾病常见的症状，如中耳炎、贫血、睡眠不足、过度疲劳等，但以上多数为单耳耳鸣，由高血压或脑动脉硬化等引起的耳鸣，往往发生于双耳，并且耳鸣严重，持续时间较长。

·心悸、气促·

所谓心悸就是自己会感觉到心脏跳动的情形和平常不同，或伴随有气促情形发生。

心悸和气促的主因是心力衰竭、慢性呼吸衰竭或血管异常及血液的问题。

由高血压所引起的心肌肥大、心力衰竭，或由冠状动脉粥样硬化所引起的心肌缺血、心肌梗死等，都会使心脏的功能异常。

若心力衰竭、血管狭窄或贫血时，稍稍做运动便会有心悸、气促情形的发生。

·四肢麻木·

高血压患者有四肢麻木的现象。所以，有的人在早上醒来或是偶尔有这种现象，就会担心自己是否罹患了高血压。其实，能引起这种症状的，并不只是高血压，所以不能因此就断定是高血压所引起的。

这种四肢麻木的现象，有时只是短暂的生理现象而已。因高血压而引起的四肢麻木并不是单纯的四肢麻木，严重时可出现某一部分的运动障碍，当然也会出现轻微的感觉障碍，但绝非是暂时性的。肢体麻木感有的也称蚁走感，如果四肢经常出现麻木现象，且持续时间很长，就要去医院检查是否患高血压及并发症的情况。

高血压的自我检测与治疗原则

根据世界卫生组织（WHO）与国际高血压联盟（ISH）对高血压

作出的规定，《中国高血压指南》将高血压定义为18岁以上，在未服用抗高血压药物的情况下，收缩压（高压）≥140 mmHg，或舒张压（低压）≥90 mmHg。高血压有两类：一类是原因不明的高血压，称为高血压，它是一种独立的疾病，简称高血压，占高血压患者的90%以上。另一类是因其他多种疾病引起的高血压，称为继发性高血压。

不同日的多次测量，理想血压为<120/80 mmHg，正常血压应<130/85mmHg，血压的正常高值为140/90 mmHg，临界高血压为<150/95 mmHg。

高血压患者基本上没有什么自觉症状，但患高血压后，容易引起器官障碍，并表现出症状。在早期，早晨起床后，有头重、头晕、颈项部发硬、心跳、气喘等。

血压水平的定义和分类表（WHO/ ISH）

类别	收缩压（mmHg）	舒张压（mmHg）
理想血压	<120	<80
正常血压	<130	<85
正常高值	130～139	85～89
临界高血压	140～149	90～94
1级高血压（轻度）	140～159	90～99
2级高血压	160～179	100～109
3级高血压	≥180	≥110
单纯收缩期高血压	≥140	<90
临界收缩期高血压	140～149	<90

高血压的自我检测

血压测量的方法

常用的血压表有水银柱血压计、表式血压计，现在还有可直接读数的电子血压计。测量前应先检查血压计有无破损。水银柱血压计的水银必须足量，刻度管内的水银凸面应正好在刻度“0”处，标尺必须垂直，还要看水银是否溢出。一般来说水银柱台式血压表较准。若使用电子血压计，指针起点应在“0”处，还要检查电源是否充足等。一般不推荐使用手腕式或指套式电子血压计，因其测量度不易准确。

生活指南

问：如何根据自身情况选择电子血压计？

答：（1）腕式和手指式电子血压计不适用于患有血液障碍和血管病变的人，如糖尿病、高血脂、高血压等。这些患者的手腕（手指）同上臂的血压测量值相差很大，建议这些患者应选择上臂式电子血压计。

（2）高血压患者的日常监测不主张使用腕式和手指式电子血压计。因为这两种血压计的测量原理是通过换算测量人体末端小血管的血压，得出大血管的血压。多了一次换算过程，就增加了测量误差。

（3）腕式电子血压计使用携带方便，可供出差和旅行时使用。

问：购买电子血压计时应注意哪几点？

答：（1）购买时要关注包括名称、型号、测量上限、厂商和出厂日期以及标准文号和批准文号等在内的血压计标牌。要留意产品包装上是否标有代表该产品已获得了国家医疗器械注册的“械”字号，还要看是否通过国内、国际有关检测，如中国国家检测（中华人民共和国制造计量器具许可证，简称 MC）和国际检验标准（英国高血压协会，简称 BHS；美国医学仪器进展协会，简称 AAMI 等）。

（2）一般电子血压计袖带长度范围是 20～34 厘米，购买时要根据自身情况，选购适合上臂粗细的相应尺寸袖带的血压计。

（3）让售货员或者具有医学知识的工作人员用水银柱血压计先给自己测量 1 次血压，休息 3 分钟，然后再用准备购买的电子血压计测量 1 次。两者结果之间的差距应在 0.4mmHg 以内。

（4）注重保修服务。选择具有全国联网保修能力的企业产品，保证在产品出现故障后可以及时得到维修。

测量时以轻松的姿态坐在椅上为宜，被测的上臂应裸露，手掌向上平伸，肘部位于心脏水平，但也有以卧姿平躺测量的方法。

首先在椅子上做 1～2 次深呼吸，使情绪安定下来，再将袖带缠绕于上臂；气囊中间部位正好压住肱动脉，气囊下缘应在肘凹上 2.5 厘米处。此时袖带的紧度约可伸入 1～2 指。

然后将空气充入袖带，压迫动脉使血流停止。从感觉脉搏消失起，再继续加压使水银柱上升 30 mmHg（见下图 A）。

将听诊器置于袖带下肘窝处的肱动脉上。一面聆听脉搏，一面将袖带的压力放松，放松袖带压力的速率，约每秒钟 2～3 mmHg。

当压力降至某一程度，听诊器中开始听到血液流动的声音，此时血压计上的数值就是“收缩压”，也就是常说的“高压”（见下图 B）。

继续放出袖带内的空气，听诊器中听到的声音会渐渐微弱，最后完全消失，此时血压计上所记录的数值，就是“舒张压”，也就是常说的“低压”（见下图C）。

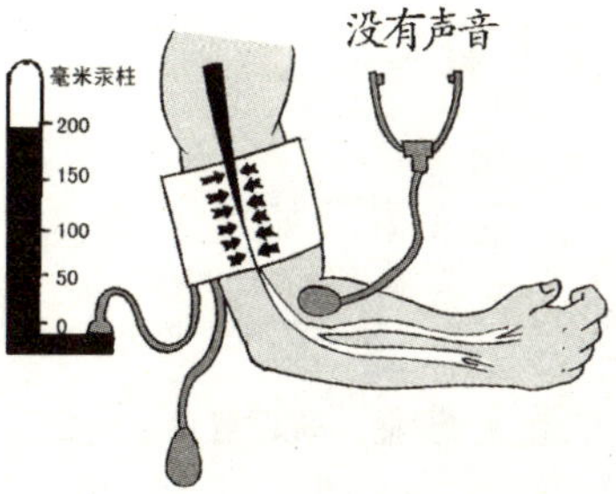

图A

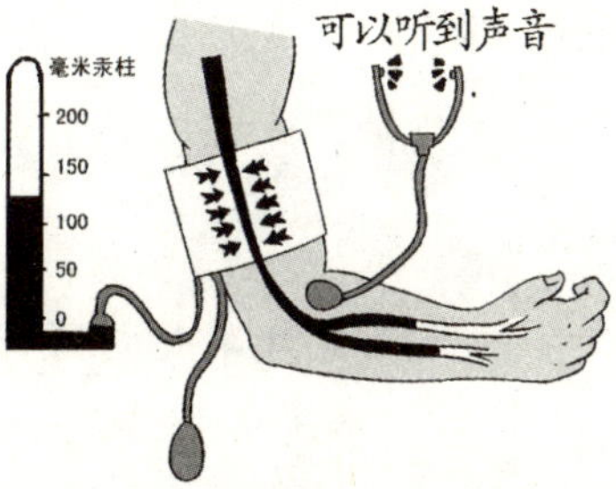

图B 最高血压（高压）

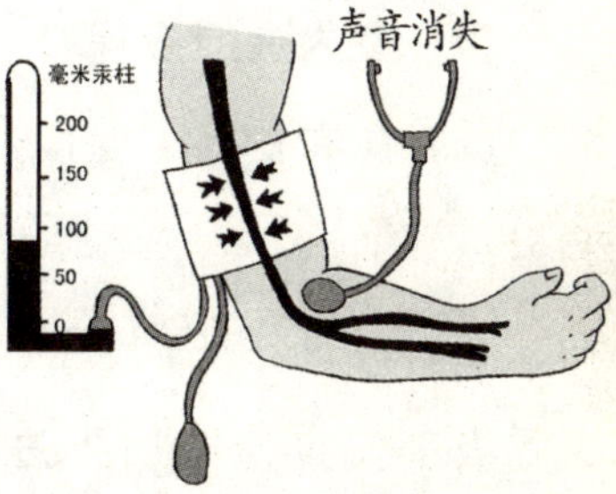

图C 最低血压（低压）

水银柱台式血压表测量血压的方法

测量结束后，应注意将测定的日期、时间、受测体位、部位和收缩压值、舒张压值一并记录下来。这种测量血压的方法称为“血压间接测量法”。

前面所述测量血压的方法是坐姿测量。但是如有下列三种情形时，则坐姿和卧姿的血压都必须测量。

（1）服用降血压药物的人。

（2）容易眩晕，或起立时有头晕等症状的人。

（3）高龄者。

有这些状况的人，多半自主神经功能失调，而无法维持正常血压。

所以，应将坐时所量的血压和躺时所量的血压进行比较，看看是否有异常差距，这一点相当重要。

·家中自测血压的注意事项·

在家中测量血压应注意的事项如下：

(1) 避免在紧张或兴奋的状态下测量。

(2) 测量前半小时避免进食、饮酒或沐浴。

(3) 测前要排尿和排便。

(4) 室内温度应保持在 25℃ 左右，避免过冷过热。

(5) 应在安静、温度适当的环境中休息 5～10 分钟，刚运动后不宜测量。

在 (1) 项中由于精神过度紧张或焦虑，会使血压上升，此时应做深呼吸来安定情绪后再进行测量。而在 (2) 项中，同时也应避免吸烟。如此准备就绪后即可开始测量。

生活指南

问：怎么判断电子血压计是否准确？

答：判断电子血压计是否准确的方法：第一次用水银柱血压计测量血压，休息 3 分钟后，用电子血压计测量第二次，然后再休息 3 分钟，最后再用水银柱血压计测量第三次。取第一次和第三次测量的平均值，与第二次用电子血压计测量值相比，其差值一般应小于 5 mmHg。

问：什么情况下不能使用电子血压计？

答：电子血压计并非人人适用。脉搏很弱者、血压过高或过低者、恶性高血压患者等最好不要用电子血压计测量血压。另外，一些紧急情况下切不可使用电子血压计，由于此时家属心情紧张以及电子血压计本身的测量误差，很可能会贻误治疗时机。

·测量血压时发生偏差的原因·

测量血压尽管简单，但一定要安静、认真。常见的测量血压有误差的原因，有以下几种：

（1）测量血压缺乏耐心。正确的方法是测压前至少应让患者休息10分钟，然后再测血压。第一次测完后，应静息2分钟，在同一臂应复测血压。如此反复3次，才能确定可供临床参考的血压值。一面测血压，一面还在讲话，就不符合要求。

（2）偏离听诊点太远。许多测压者绑好血压袖带后，并不是仔细触摸肱动脉最强的搏动点，然后再放听诊器头，而是估计听诊位置。这样听出的数值可能也会有误差。

（3）袖带减压过快。按规定应在阻断血流听不到动脉搏动音后，再加压30 mmHg。然后缓慢放气减压，使水银柱徐徐下降。读数应精确到2 mmHg。如果放气减压太快，使水银柱迅速下降，则判断误差至少有6～8mmHg。

（4）血压计未定期校准。这样会使测定血压与实际血压逐步出现误差。

专家连线

问：电子血压计受季节影响吗？

答：电子血压计不受季节影响，而人体血压受季节影响。血压在夏季会轻度降低，到冬季则明显升高，老年人更是如此。美国学者研究结果显示，冬季收缩压和舒张压分别要比夏季高12mmHg和5.5mmHg。因此，到了夏、秋季节，可结合血压测量值，在医生的指导下适当减药。

问：袖带高度对测量结果有影响吗？

答：测量血压时，要求被测者取坐位，最好坐靠背椅，裸露左上臂后包上袖带进行测量。袖带高度应与心脏处于同一水平，如果袖带位置过高，测得的血压值就会偏低；如果袖带位置过低，测得的血压值就会偏高。

问：电子血压计为什么建议取平均值？

答：正常人的血压在上午8：00～10：00，下午4：00～6：00处于高峰值，到夜间时血压比白天要下降10%以上，所以，某一时刻的血压不能代表整体血压水平。因此建议取多次测量的平均值作为血压水平的参考值。可选择有记忆功能的电子血压计，克服由此而导致的误差。在记录血压值的同时，还应记录测量日期、时间、地点和活动情况，以便自己和医生参考。建议患者取1周或1个月的存储数据平均值作为当周或当月血压的参考值。

问：电子血压计会不会因为电源电量不足而不准？

答：电子血压计有直流和交流两种电源，交流电源电压稳定，建议使用。而使用直流电也没必要担心这个问题，因为4节碱性干电池一般可测300次左右，如果电池电量不足，电子血压计会有电池能量提示信息，及时更换电池或选用交流电就行了。

·患了高血压应到医院作哪些常规检查·

医院常规检查可帮助原发性高血压的诊断与分型，了解脑、心、肾功能状态，有利于正确选择药物。可将血和尿常规、肾功能、尿酸、血脂、血糖、电解质、心电图、胸部 X 线和眼底检查，作为高血压患者的常规检查。

(1) 血常规：患者红细胞和血红蛋白一般无异常，伴红细胞、血红蛋白增高者，血液黏度增加，易有血栓形成和左心室肥大。

(2) 尿常规：早期患者可阴性或有少量蛋白和红细胞，急进性高血压患者，尿中常有持续性蛋白（++～+++）、红细胞和管型。

(3) 肾功能：肾功能减退时，尿比重降低，尿浓缩和稀释功能减退，酚红排泄率降低，血中尿素氮和肌酐增高，并随着肾脏病的恶化而加重。

(4) 胸部 X 线检查：心脏未受累前可见主动脉迂曲延长，其升部或降部扩张，发生高血压性心脏病时可见左心室增大，发生心力衰竭时有肺淤血等改变。

(5) 心电图检查：心脏受累的患者可见左心室肥大或兼有劳损，可有心律失常如室性或房性早搏、心房纤颤。

(6) 生化检查：患者可伴有血清总胆固醇、甘油三脂、低密度脂蛋白、胆固醇的增高和高密度胆固醇的降低，及载脂蛋白 A1 的降低，常有血糖增高和高尿酸血症，部分病人血管紧张素Ⅱ异常，儿茶酚胺排出量正常或增高，以及部分患者血清心钠素升高。

(7) 血液流变学检查：高血压患者，尤其是老年人，存在血液凝固性增高和易于形成血栓的倾向，其血液高凝状态是原因之一，患者的全血黏度、血浆纤维蛋白原浓度、血小板最大聚集率等增高，红细胞变形性明显减退。

(8) 超声心动图检查：超声心动图能发现高血压患者早期的心脏结构和功能变化，二维超声心动图可测定心肌重量，能准确反映心肌肥厚的变化，心室大小用脉冲多普勒超声心动图二尖瓣血流频谱，测定舒张早期及晚期流速峰值及流速积分，评价患者左心室舒张功能是否对应左心室收缩功能，为临床提供更为有用的信息。

概念解读

问：什么是“白大衣高血压”？

答：“白大衣高血压”是指有些病人在医生诊室测量血压时血压升高，但在家中自己测血压或24小时动态血压监测时血压正常。这是病人见到穿白大衣大夫后精神紧张，血液中使心跳加快的儿茶酚胺就会增加，同时也使某些血管收缩，增加外周阻力，从而导致血压上升。这种“白大衣高血压”可能是处于正常血压与明显持续性高血压之间的一种中间状态。

专家连线

问：患了高血压，为何要查血脂和血糖？

答：肥胖、高血压与血胆固醇、甘油三脂、低密度脂蛋白升高等，都是心血管病尤其是冠心病的危险因素。有的人还需要作糖耐量试验，了解是否存在隐性糖尿病的可能。这些危险因素如果出现在同一个人身上，发生心脑血管疾病的机会就会大大增加。因此，凡已确诊患有高血压患者，最好同时检查血糖与血脂，以便进行相应的治疗。

高血压的治疗原则

·把握治疗时机很重要·

初次发现血压升高的患者，一般需要经过1～2次的复查核实，然后采用非药物治疗方法，并观测血压的变化，如确属需要药物治疗的，才可考虑应用药物治疗。

复查血压及药物治疗的时间应根据血压升高的程度来决定。如血压中度升高，也就是舒张压在 105～114 mmHg 者，尽量要求患者在1～2周内复查，不要拖得时间过长；血压重度升高的患者，也就是舒张压≥115 mmHg，或收缩压≥200 mmHg 者，应立即进行积极治疗，并观测血压变化，防止发生意外。对少数血压明显升高，并且伴有高血压危象、高血压脑病、脑出血或急性左心衰竭的患者，必须紧急处理、进行抢救，切不可麻痹大意。对于轻度高血压患者，也就是舒张压在 90～104 mmHg者，虽然危害小，但也不能掉以轻心，也应高度重视。首先选择非药物疗法，改变生活方式。如果不能控制血压，最好长期服用降压药物，服用的药物视高血压的类型来定，剂量的大小要根据血压的高低酌情应用，最好服用维持量。给予维持量，千万不要停几天服几天，服药期间最好每日测 2 次血压。

1989 年世界卫生组织对轻度高血压处理指南建议：❶ 在 4 周内至少有2 天各复查血压 1 次，也就是在非药物治疗的 4 周，如舒张压降至低于90 mmHg，可每 3 个月随访 1 次，共 1 年；如仍在 90～104 mmHg 者，就继续给予非药物治疗，并在随后 3 个月内再测血压数次。❷ 3 个月后舒张压在100 mmHg以上者，即用药物治疗。如为 95～99 mmHg，特别是心室肥厚、血胆固醇增高、吸烟、糖尿病及脑卒中或冠心病家族史等其他心血管病危险因素者，也宜用药。❸ 继续随访 3 个月后，即使舒张压为90～94 mmHg，如有上述增加心血管病危险的因素，也应给予药物治疗。收缩压持续在 160 mmHg 以上者，也是用药指征。

专家连线

问：我的血压在正常值的高限，需要治疗吗？

答：虽然高正常血压者收缩压 130～139 /mmHg，舒张压 85～89 /mmHg仍不能诊为高血压，但其以后发展为高血压的危险明显大于血压处于理想或正常水平者，并且高正常血压者发生心脑血管病的危险也明显高于理想或正常血压人群。糖尿病或已有肾脏受损（如查尿发现蛋白尿）的高正常血压已属不正常，是有危险性的，应接受药物治疗。

· 作充分检查后再用药 ·

高血压治疗前的检查，是非常重要的，关系到每个患者的生命安全。降压药用得得当，能使患者康复，用得不当会给患者造成不可挽回的后果，甚至危及生命。检查的主要目的是：❶ 确定高血压的类型，是属高血压还是属症状性高血压，如属症状性高血压必须寻找其病因；❷ 全面了解靶器官受累情况；❸ 查明有无心血管病等危险因素。

高血压的预防

高血压的预防包括一级预防、二级预防和三级预防。

高血压的一级预防

高血压的一级预防，即对已有高血压危险因素存在，但尚未发生高血压的个体或人群的预防。高血压的发病因素有先天遗传和后天发病这两种因素。在已患高血压的患者家庭里，一方面因遗传因素，使其子女有患病的先天因素；另一方面，后天因素也不能被忽视。如高盐饮食、肥胖、受大人的影响，也易饮酒、精神紧张等，甚至在儿童、少年时期血压即偏高。所以，高血压患者的家庭成员往往具备了发生高血压的危险因素。这部分人群是开展一级预防的重点。对高血压患者来说，应认清这些问题，对家庭成员，用亲身经历讲明疾病给自己带来的痛苦，使他们积极配合，做好预防工作。

限盐，增加钾和优质蛋白

我国人群每人每日平均食盐（包括所有食物中所占的钠折合成盐）为7～20克，明显高于世界卫生组织的建议（每人每日食用盐5克以下）。主要原因如下：第一，人们对食用大量的盐易导致高血压认识不足；第二，在烹调时放入了含盐高的调料（如酱油、黄酱、豆瓣酱等）；第三，我国膳食结构的特点是副食少，主食多，为进主食就得在副食中多加盐；第四，由于受长期传统的影响，人们喜欢食用盐腌制品，这样就在人群中形成嗜盐的习惯。

减盐的方法：强调减盐对预防高血压的意义；烹制食品，应控制盐的投放量；尽量让食品保鲜，多吃新鲜清淡的蔬菜；减少食用腌制品；很多食品中含有钠（如馒头中的碱就含有钠），人们每日进食的钠量就已够人体所需，世界卫生组织建议每人每日食用5克以下的盐，相当于全部食物含钠量总和不超过2克；摄入盐分高的居民可采用逐步减量的方法。

除了限盐外，适当增加钾也有重要意义。我国膳食普遍低钾，钠/钾比值高。限盐的同时应增加钾，降低钠/钾比值是预防高血压的重要措施。有一种盐叫“低钠盐”，低钠高钾，氯化钠占70%，氯化钾占25%，可以选用。

常用食物含盐量表

单位：克/每100克食物

食物	含盐量	食物	含盐量	食物	含盐量
虾米	12.45	虾皮	12.87	鸡胸	0.07
咸鸭蛋	6.89	紫菜	2.97	大头菜	11.77
牛肉干	1.04	火腿	2.77	香肠	5.88
腊肠	3.61	鲫鱼	0.08	带鱼	0.22
海蜇	0.62	小黄鱼	0.26	墨鱼	0.08
酱油	14.65	豆瓣酱	15.30	味精	53.57
食醋	0.51	蛤蜊	0.81	油豆腐	0.11
干贝	0.78	牛肉	0.14	猪腿肉	0.13

专家连线

问：是不是所有高血压患者都可以考虑食用高钾低钠盐？

答：不是。尽管高钾低钠盐对于降压有一定的好处，但是并不是所有的高血压患者都可以使用高钾低钠盐。因为高血压患者一旦合并肾脏疾病，或者是合并高钾血症，就不能使用高钾低钠盐。

减轻肥胖

肥胖，当进食热量多于人体消耗的热量，则多余的热量就以脂肪形式储存在体内，当体重超过标准体重［标准体重（千克）＝身高（厘米）－105］的20%以上时就称为肥胖。肥胖除涉及遗传因素、内分泌因素外，主要取决于机体摄入热量和消耗能量的不平衡。所以，防止肥胖要从以下方面入手：防止从膳食中摄入过多的热量，少吃含热量多食物的（如脂肪成分、糖类、糕点等），还要控制谷类主食的进食量；增加体育活动，特别是对做静态工作、缺乏体力活动的成人和儿童来讲尤其重要。

专家连线

问：高血压患者为什么要减肥？

答：无论男女，高血压的患病率都随体重的增加而升高。据流行病学资料统计，肥胖者高血压的患病率是正常体重者的2～6倍。在体重超过正常值10%的高血压患者中，减少5千克体重就有降低血压的作用。因此，肥胖与高血压的关系十分密切。

问：瘦人得高血压更危险吗？

答：据美国一项流行病学调查发现，如果瘦人得了高血压，病情的发展可能比患高血压的胖人更严重。其中一项研究指出，在同样患高血压的情况下，瘦人比胖人更容易出现心脏病发作和脑中风。因此，瘦人患高血压，更要密切观察和控制血压，定期监测血压，在医生的指导下选择并坚持服用有效的降压药物。无论血压高低，都应避免出现紧张、焦虑、激动、发怒等过激的情绪。平时可以练习用深呼吸、改换环境、散步等方法调节情绪、理肠顺气。

此外，瘦人也应该经常测量体重。因为瘦人减重并不一定是好事，有时可能暗示着其他疾病的威胁。一旦发现可疑迹象，应该尽快找到原因，对症治疗。

戒烟限酒

为了预防高血压的发生及其并发症的出现，最好不饮酒。应做到如下要求：第一，劝阻儿童及青少年不要饮酒；第二，已有心血管疾患者一定要戒酒；第三，已有饮酒习惯的中年人应限制及减少饮酒量，每日不应超过 25 毫升白酒；第四，节假日或亲友相会时以饮低度酒为宜。

要充分认识吸烟对人类的危害，尤其是吸烟会通过损伤动脉血管内皮细胞产生血管痉挛等现象，导致血压增高，而且在高血压患者中，吸烟能降低抗高血压治疗对冠心病的预防作用，因此要以坚强的意志戒烟。

避免精神过度紧张

保持良好的精神心理状态。一般宜采用“松弛”的方法，如气功、专心致志地从事一些自己所热爱的事业，使人们在紧张的生活工作之余放松精神，大脑得到休息。睡眠不好应及时调整睡眠。

妇女高血压预防要点

口服避孕药的妇女在我国所占的比例很大，应对易感人群成分进行血压监测，及时发现血压升高的情况，及时终止服药，改用其他避孕措施，就能防止高血压的发生了。

专家连线

问：小儿也会患高血压吗？

答：现在有3%的孩子患有高血压，而且患病比例还在不断上升。对10岁以下的孩子来说，绝大多数是继发性高血压，而且年纪越小，继发性的可能越大。高血压只是一个信号，它表明这时孩子还有没被发现的疾病，它们可能是：

肾脏疾病，譬如急性肾炎、隐匿性慢性肾炎、肾脏发育畸形等。

心脏病，多是先天性发育不全。

呼吸系统疾病，常见的有支气管或肺发育不良。

还有一些比较少见，但比较凶险的疾病，像嗜铬细胞瘤、肾上腺恶性肿瘤、神经源性肿瘤等。

要是家长忽视了小儿高血压，就很可能错过了早期发现一些大病的时机。

高血压的二、三级预防

必须指出，高血压的预防是终身的。有人认为，已发生了高血压，再也没有什么需预防的了，这种想法是不对的。其实，患了高血压还有很多预防工作要做，如要预防高血压发展成恶性高血压，防止发生心、脑血管并发症及其恶化，所以还有二、三级预防的工作要做好。

· 二级预防 ·

所谓二级预防是相对已发生高血压的患者采取措施，防止高血压的进一步发展及早期并发症的发生。

(1) 预防成功的标准：减少心、脑血管病的发生率及死亡率；推迟并发症发病的年龄，提高生活质量；使患者不因为高血压而影响工作、学习和寿命期限。

(2) 具体措施：

❶ 一定要落实一级预防的措施。

❷ 进行系统正规的抗高血压治疗。为此，专家推荐一个目前比较受欢迎的方案：即选用比较好的降压药物；选择比较好的服药时间；除选用降压药物外，加用阿司匹林。后者的作用有三方面：第一，降低血液黏度；第二，预防脑血栓形成；第三，预防冠心病（应用抗高血压药物使血压降到 150/90 mmHg 以下时加用阿司匹林较合适）。

❸ 选用比较好的监测血压方法，即在血压高峰时测血压，以使血压是真实地降至正常。

按照上述办法，坚持长期做到，就一定能收到预期的效果。

三级预防

有的高血压患者，当出现严重高血压并发症，如急性心衰、脑血管意外等，就自以为疾病已发展到了不可逆的程度了。尤其是在高血压患者中，有一人出现急性脑血管意外时，其周围的病友就人人自危，好像自己也要得脑血管意外似的。对重度高血压患者如何有效预防并发症，对于已经发生并发症，甚至是中风后遗症的高血压患者，如何努力控制并发症进行康复治疗，这就是做好高血压的三级预防的主要内容。包括：

(1) 高血压严重并发症的抢救以及脑血管意外、心肌梗死的康复治疗。患者及其家属应树立信心，在任何时候都要战胜疾病。只要坚持合理治疗，终能使患者正常地生活、工作，至少能恢复其一定的生活能力。

(2) 临床中观察到，相当多数的高血压患者严重并发症的发生发展，是由于患者长期“无症状”，致使患者长期是高水平的高血压而未得到治疗或未得到正确及时的治疗；或者是患者缺乏必要的自我保健知识，没能避免本该避免的一些危险的诱发因素，如长途出差、旅游、剧烈的精神刺激、长期紧张地加班工作、酗酒等，在这些情况下发生了意外或加快了严重并发症的发展。

总之，对高血压既不能麻痹大意，也不要惊慌失措。正确的态度应该是学会了解这方面的有关知识；定期检查治疗；对病情发展变化及治疗反应，病人和家属随时做到心中有数；树立和坚持终身治疗和终身预防的观念，就一定能战胜高血压这个人类的大敌。

概念解读

问：什么是血压的“双峰一谷”？

答：每个人的血压在一天当中是波动的。早晨随着太阳的升起，随着生活活动的增加，血压在逐渐升高。正常血压有双峰一谷，早晨起来活动是第一个高峰，第二个高峰在下午 4：00 到 8：00，晚上睡眠后血压就会偏低。但是高血压的病人早晨血压比较高，而且晚上睡眠时血压也在 140/90mmHg 以上，就是正常的一谷消失了。

问：什么是高血压患者三个半小时、三个半分钟、两个三联症？

答：夜里醒过来，在床上先躺半分钟，不要马上起来。坐起来半分钟，两腿下垂半分钟，经过三个半分钟，再起床上厕所就没有问题了。注意三个半分钟，可以不花一分钱，就能减少或防止很多病人的猝死或发生意外。

三个半小时是早上活动半小时，跑步、体操都可以，中午午睡半小时，晚上散步半小时。午睡很重要，午睡究竟好不好，这个问题研究了很多年，众说纷纭。我们强调的是在正确的午睡习惯下，有午睡习惯的人，冠心病的死亡率明显降低，因为，午睡这段时间，血压是低谷，心脏从而得到保护，保证下午的工作正常进行。

两个三联症是：一是来寒流后的下雪天的第二天早上，“寒冷、劳累、清晨”致使冠心病猝死发病率最高，上午6：00～11：00是“魔鬼时间”，这时候心脏血管负担最大；二是“饱餐、饮酒、兴奋（激动）”易造成心肌梗死、心律失常。

专家连线

问：孤独的老年人更易患高血压吗?

答：据英国《新科学家》周刊最近一期文章报道，一项最新研究显示，孤独对心脏有害，会使接近退休年龄的人血压升高，它所起到的负面作用与吸烟和伏案工作一样大。

长期的“社会孤独感”会导致一个人 65 岁时收缩压达到 150mmHg 以上，达到了医学上规定的高血压水平。这项研究还显示，造成血压升高的“孤独因素”独立于其他一些因素——包括吸烟、饮酒、社会经济状况和总体身体状况等。

高血压家庭常用药

评价抗高血压药物的标准

(1) 总的来看绝对理想而又无不良反应的药物目前还没有，但根据分析及专家推荐，目前钙拮抗药、血管紧张素转换酶抑制药为比较好的两类降压药物。

(2) 尽管降压药物有或多或少的不良反应，但用药后所取得的预防高血压并发症的效果远大于不良反应。所以要进行正确合理的服药治疗，这种观点是不能动摇的。

(3) 利尿药有明显的不良反应，但由于这种药物针对高血压发病机制水钠潴留有根本的治疗作用，还是应该应用的。主要是改进给药方法，发挥其积极作用，克服不利因素。

(4) 有些药物单独应用有一定不良的反应，但配合应用就可克服其缺点，共同增加降压效果。所以，在某种特定情况下，还是提倡几种药物联合应用为好。

治疗高血压的四类药物

轻度高血压经非药物治疗3～6个月后，血压仍不能控制在140/90 mmHg以下，或中、重度高血压，无论有无自觉症状，均需药物治疗。选药的原则应根据病程长短、病情的轻重、心血管状态、有无并发症或其他疾病来定。还要考虑到药物的作用性质、不良反应等，考虑到药物的价格。

·利尿降压药·

服用利尿药后排尿量明显增加。利尿药能排钠、利尿，造成体内钠、水负平衡，使血容量减少，心输出量下降，血压下降。

利尿降压药物分以下三类：强利尿药（如襻利尿药）、中效降压利尿药（如噻嗪类利尿药）、弱降压利尿药（如保钾利尿药）。

保钾利尿药现在临床上常用的有：安体舒通、氨苯蝶啶，前者主要是与醛固酮形成竞争性拮抗作用，使其作用减弱，导致排钠保钾作用。

高血压应用利尿降压药物的原则：

(1) 首先选用中效降压利尿药，推荐噻嗪类为首选，无效或有慢性肾衰者宜选用强效降压利尿药。

(2) 剂量应从小量开始，根据病情逐渐加量，尤其老年患者用强利尿药，初始剂量应小，以免失钠过多，血压过低。

(3) 用利尿药时不需限钠，但勿高盐饮食。

(4) 保钾利尿药是弱降压药，单独应用效果不佳，常与其他利尿药合用，以防丢失钾，所以用该药时补钾量可适当减少。

(5) 单独应用强效降压利尿药时应补钾，但和血管紧张素转化酶抑制药合用时无需补钾。

(6) 强调间断应用利尿药。

不良反应：

(1) 低钾：服药期间要严密观察血钾，一旦发现有低钾趋向应补钾。常用的补钾药物有缓释氯化钾，每次0.5～1.0克，每日3次，严重者经静滴液体补钾。病人可在平时饮食中进食富含钾的食品，如瘦肉、海产品等。

(2) 低钠血症：利尿药引起钠排泄过多，导致低钠血症。表现为倦怠、食欲缺乏、血压低、尿素氮升高，严重者会出现神经系统症状，应立即由医生处理。

（3）诱发痛风：噻嗪类利尿药引起血液中一种叫尿酸的物质上升，尤其是肾功能损害严重者易发生，患者多表现为全身小关节红肿痛，应给予丙磺舒或别嘌醇等治疗。

（4）易影响性欲。

·肾上腺素能阻滞药·

β受体阻滞药

特点：

（1）有效、安全、温和。单独应用时降压效力较差，当与利尿药或血管扩张药合用可分别减少其不良反应，并增加降压效果。

（2）β受体阻滞药适用于以下几种高血压：❶并发冠心病患者；❷青年人高血压，因心率快、心输出量增加，用药后可明显降低血压及改善症状；❸需用血管扩张药的高血压患者；❹肾素增加型患者，即临床上的面红短肥患者适合应用。

不良反应：

（1）有诱发或加重哮喘的作用，所以对有支气管哮喘或慢性支气管炎、肺气肿、肺心病患者禁用或慎用。

（2）加重严重心力衰竭患者的心衰程度，有可能加重个别糖尿病患者的低血糖症状。

（3）引起少数男性性功能障碍。

α_1受体阻滞药

特点：

（1）降低血压的作用中等偏强，适用于治疗中度高血压及并发肾功能障碍者，与利尿剂合用效果更好。

(2) 无不良血脂变化，有报告称其能降低血清总胆固醇和极低密度脂蛋白，提高高密度脂蛋白，所以适用于有糖尿病、周围血管病、哮喘病及高血脂的高血压患者。

(3) 治疗良性前列腺肥大。

不良反应：

(1) 第一次给药可致严重的坐位性低血压、晕厥、心悸等，称为“首剂效应”，尤在体位、饥饿、低盐时易发生，所以首次用量减为0.5毫克并在睡前服用，可避免发生“首剂效应”。

(2) 耐药现象，即用某一剂量控制血压后，治疗中又发现血压升高现象。克服方法：采用间隔一周增加一次剂量的方法，可加大到每次5毫克，与利尿药或β受体阻滞药合用后降压效力增强。

(3) 其他不良反应，如尿频、头痛、恶心等。

钙拮抗药

特点：

(1) 对轻、中度高血压都有降压作用，对严重高血压亦有效。对血压正常者无降压效果，就是说血压越高，降压效果越明显。

(2) 用药后可迅速并稳定地降低外周阻力及血压，维持时间较长，如硝苯吡啶口服后30分钟开始降压，舌下含化后只需3～5分钟即开始降压，特别适合于家庭高血压急诊的抢救。早起服药，能将6：00～8：00点这个血压高峰降至正常。

(3) 扩张血管阻力，血压下降后不降低甚至增加脑、冠状动脉及肾血流灌注。

(4) 使用硝苯吡啶不需严格限钠。长期观察效果好。

(5) 其他作用有，降低支气管平滑肌张力，有利于哮喘病人。这类药物又是抗心绞痛药物，故有保护心功能的作用。

鉴于上述特点，钙拮抗药适用于各类、各个时期的高血压治疗，且无明显的不良反应，尤适用于伴有心脏、肾血管并发症的老年患者。是目前最佳降压药物之一。

不良反应：

(1) 反射性心率增加，心排血量增加，也反射性增加血浆肾素活性，合用β受体阻滞药可减轻此反应，并增加其降压作用。

(2) 硝苯吡啶的扩血管作用最强，故常有头痛、面部潮红等现象发生，这与剂量有关。头痛只有在用药后1～2周内存在，以后会自行消失。有的病人因不适应头痛而自动放弃使用该药，这是不可取的。开始给小剂量，待适应后再加量。

(3) 踝部水肿，发生率约为4%，合用利尿药可减轻。

(4) 心功能差者不论是口服或静脉应用异搏定，如再服用硝苯吡啶均可导致心动过缓、多种传导障碍或停搏，尤其是高血压性心脏病晚期心衰患者应慎用。

·血管紧张素转换酶抑制药·

特点：

(1) 不管高血压患者肾素水平的高低，用药后均能使血管紧张素Ⅱ生成下降，达到理想的降压作用。

(2) 巯甲丙脯酸（卡托普利）口服后很快吸收，空腹服用的生物有效率达70%，进食后降低30%～40%，而苯丁酯脯酸口服吸收良好，进食后不影响其生物有效率。所以，口服前者最好是在空腹，而后者空腹或餐后均可。

(3) 适用于肾血管性高血压和各类型高血压，对其他原因引起的继发性高血压也有一定的效果。

(4) 有很强的治疗心衰的作用，尤其是高血压并发收缩期心力衰竭者更合适，治疗心衰时应从小剂量开始，观察血压情况逐渐加量。

(5) 此类药物具有保钾作用，所以和排钾利尿药应用不需增加钾或合用保钾利尿药。

(6) 苯丁酯脯酸口服后降压结果同上，但维持时间长。该药降压作用确切可靠。

不良反应：

(1) 双侧肾动脉狭窄或仅有一个肾脏的单侧肾动脉狭窄的病人，有可能发生可逆性急性肾功能衰竭。

(2) 可出现中性粒细胞减少现象。

(3) 突然停药后有血压反跳性升高的情况。

(4) 咳嗽发生率可达 30%左右。

对有可能发生上述不良反应者应密切观察，及时发现，及时逐渐减量至终止用药。

降压药物的联合应用

为什么要联合应用

近年来，降压药物的联合应用或称为降压联合疗法被认为是较好和合理的方案。联合疗法可以提高降压治疗的效果，使病人的血压达到并维持于目标水平。

降压联合疗法可减少单一药物剂量，提高病人的耐受性和依从性。单药治疗如效果欠佳，只能加大剂量，这就增加了不良反应发生的危险性，而且，有的药物随剂量增加，不良反应增大的危险性超过了降压作用增加的效益，亦即使药物的危险/效益比转向不利的一面。联合疗法可避免此种两难局面。如氢氯噻嗪具有良好的降压作用，但研究也发现，该药剂量每日超过25毫克，可能对代谢产生不良的影响，不宜长期应用。在联合疗法中该药可在小剂量下与其他药物发挥良好的协同作用。

降压联合疗法还可使不同的药物互相取长补短，有可能减轻和抵消不良反应。任何药物在长期应用过程中均不可能完全避免其不良反应，如β受体阻滞药具有减慢心率的作用，钙通道阻滞药可引起踝部水肿和心率加快。这些不良反应如能选择适当的合并用药是完全能够被矫正或完全消除的。

固定小剂量的联合应用

以较小的固定剂量组成的复方制剂是降压联合疗法的一种具体实施方法。这些制剂中每种降压药的剂量是固定的，类似于我国的一些复方制剂。如复方降压片含10种成分，北京降压0号（复方降压平片）含5种成分。

常用药物的联合方法

降压药物的联合应用大多为两种药物的合并应用，少数情况下可能需要两种以上药物的合用。

（1）两种药物的联合应用：根据基础药物类型，又可分为下列各种联用方式。

❶ 利尿药为基础的联合用药：欧美国家的几个高血压治疗指南中均建议，无并发症的高血压患者，应以利尿药为首选。在需要合并用药时，利尿药亦可以作为合用方案中的基础药物。

可以考虑采用下列的合用方法：

a. 利尿药加血管紧张素转换酶抑制药 ACEI 或 AT1 受体拮抗药。

b. 利尿药加 β 受体阻滞药。

❷ 钙通道阻滞药为基础的联合用药：我国临床上初治药物中应用最广泛的是硝苯地平片剂，硝苯地平价格便宜，其降压疗效较之价格较高的其他药物毫不逊色。而且，国人对钙通道阻滞药一般均有良好的反应，国内所用的硝苯地平片剂属于中效制剂，而非短作用制剂，因此，只要使用恰当，仍是很安全的。

a. 钙通道阻滞药加血管紧张素转换酶抑制药 ACEI。

b. 钙通道阻滞药加受体阻滞药。

c. 双氢吡啶类和非双氢吡啶类钙通道阻滞药合用。

d. 双氢吡啶类钙通道阻滞药加 β 受体阻滞药。

(2) 三种药物的联合应用：

❶ 利尿药加 β 受体阻滞药加血管扩张药。

❷ 噻嗪类利尿药加血管紧张素转换酶抑制药 ACEI 加水溶性 β 受体阻滞药。

❸ 噻嗪类利尿药加血管紧张素转换酶抑制药 ACEI 加钙通道阻滞药。

· 可能不恰当的降压药联合应用方法 ·

(1) β 受体阻滞药加地尔硫䓬：两者均具有抑制心肌收缩力、抑制冲动传导和减慢心率的作用，不宜合用。

(2) β 受体阻滞药加血管紧张素转换酶抑制药 ACEI：β 受体阻滞药抑制肾素，血管紧张素转换酶抑制药 ACEI 阻断肾素血管紧张系统，两者无明显的协同作用。但如果病人合并心绞痛、室上性心律失常等，或病人为高肾素性高血压，可采用此种合用方法。

（3）二氢吡啶类钙通道阻滞药加利尿药：二氢吡啶类钙通道阻滞药与利尿药同时应用，或先用二氢吡啶类钙通道阻滞药尔后加用利尿药均无协同效果，因为二氢吡啶类钙通道阻滞药在高钠状态下降压作用较强，而利尿药的应用往往有使血钠降低的趋势。但对于低肾素性高血压患者如老年人，两者合用可有协同降压作用。

总之，所谓不恰当的合用也是相对而言的，应视具体情况和对象而定，并非绝对禁忌。但在一般情况下，不推荐这些可能不恰当的合用方案。

专家连线

问：利血平的使用为何越来越少？

答： 利血平主要优点是不会引起体位性低血压，缺点是能引起老年性抑郁症。老年性抑郁症不易诊断，也不易治疗，鉴别诊断须与老年人孤独、少言、性格不开朗区分。

利血平还能引起消化道出血，有消化道疾患的高血压患者慎用。另外，有人认为利血平与乳腺癌的发生有关。

生活指南

问：哪种治高血压的药最好？

答： 治疗高血压的药物特别多，究竟哪一种药好，要因人而异。只要血压控制得好，不良反应小，病人经济负担得起，就是好药。

常用西药

· 氢氯噻嗪 ·

利尿降压药

【药品别名】 双氢克尿噻、双氢氯噻嗪。

【适 应 证】 利尿，降血压。降压作用温和，单独应用于轻度高血压，或作为基础降压药与其他降压药配伍应用以增强疗效。口服吸收不完全，2 小时后起作用，大约 4 小时达高峰，作用大约持续 6～12 小时。

【用法用量】 口服。起始量常为 50 毫克，每日 1～2 次，最大剂量可用至每日 200 毫克。见效后酌情递减，服维持量。与其他抗高血压药合用时 1 次 10 毫克，每日1～2次。停用时应缓慢停药。

【注意事项】

(1) 服用本药应定期检查血电解质，避免发生电解质紊乱。

(2) 在服用本药的同时应适当地补充钾盐，如口服氯化钾，或增加含钾高的食物，或与保钾利尿降压药同时应用。

(3) 肾功能衰竭患者应用本品时须密切观察，如利尿作用不明显，应警惕药物的蓄积。

【不良反应】 此药的不良反应常和使用时间长、利尿过多及水、电解质紊乱有关。

(1) 血容量过少，出现体位性低血压。

(2) 电解质紊乱，出现低钾血症和低钠血症。

(3) 高尿酸血症。

(4) 高血糖患者应用后有可能引起病情加重。

(5) 少数患者用药后可见倦怠、眩晕、恶心、呕吐、皮疹、白细胞减少，极个别患者有血小板减少性紫癜等。

吲达帕胺

利尿降压药

【药品别名】寿比山、钠催离缓释片、钠催离、吲达胺、吲满速尿、吲达满、吲满胺、吲哒胺。

【药物剂型】片剂，2.5毫克。

【适 应 证】高血压。

【禁 忌 证】磺胺类过敏者，严重肾功能不全、肝性脑病或严重肝功能不全、低钾血症者禁用。

【注意事项】

(1) 应定期监测血钾、钠、钙、血糖及尿酸等，注意维持水和电解质平衡。老年人、营养不良和（或）同时服用多种药物的患者和腹水、冠心病、Q-T间期延长和心力衰竭患者，需定期监测血钾。

(2) 可引起胎盘缺血，有致胎儿生长发育不良的危险，治疗期间不宜哺乳。

【不良反应】本药呈剂量依赖性。肝功能受损的患者可能会发生肝性脑病，可出现过敏反应，偶见恶心、便秘、眩晕、感觉异常、头痛、口干等。在治疗4～6周后部分患者出现低钾血症。

【用法用量】每日2.5毫克，于清晨服用。

专家点评

本品降压效果可靠，服用方便，不良反应少，且降压平稳，为轻、中度高血压比较理想的药物，可作为降压药的一线药物。

·美托洛尔·

肾上腺素能阻滞剂

【药品别名】培他洛克、甲氧乙心安、美多心安、麦多洛尔。

【适 应 证】主要用于治疗高血压、心绞痛、心肌梗死、心律失常等。可明显改善高血压患者的头昏、心悸、眩晕、胸闷等症状，适用于一、二期高血压患者，特别是中青年心率偏快的高血压患者。对合并冠心病者尤为合适。

【用法用量】口服，开始每次 25～50 毫克，每日 2～3 次，以后按需要可以增加至每日 400 毫克，分 3 次服，用量大时，需医生监护。

【注意事项】

(1) 禁用于 2～3 度房室传导阻滞、心源性休克以及明显心动过缓的病人。

(2) 本品和其他 β 受体阻滞药一样，中断治疗一般在 7～10 日内逐步撤药，尤其是缺血性心脏病患者，骤然停药可使病情恶化。

(3) 不宜与异搏定同时使用，以免引起心动过缓、低血压和心搏骤停。

【不良反应】

(1) 部分患者服药后可有轻微上腹部不适、倦怠、睡眠异常、心率减慢、乏力、口干、胸闷等现象，多数现象能在治疗一段时间后减轻或消失，但合并支气管哮喘或心动过缓者禁用。

(2) 偶见非特异性皮肤反应和肢端发冷。

(3) 极少数男性患者可引起性功能障碍。

专家点评

β肾上腺素能受体阻滞药简称β受体阻滞药。是当前临床广泛应用的一种心血管药物，其对多种心血管病如高血压、心肌缺血、心肌梗死、心肌病和心律失常都有显著的疗效。据临床研究显示，β受体阻滞药可降低充血性心力衰竭患者的总病死率和猝死率，已成为心衰标准三联治疗（ACEI＋利尿药＋地高辛）之外不可缺少的治疗措施。本品为局部用药，1小时起效，2～3小时达最高峰，持续7小时，口服时2～5小时作用最大。

专家连线

问：偶尔血压高，要吃降压药吗？

答：偶尔出现高血压情况，不能轻易诊断为高血压。目前，我国采用国际上统一的高血压诊断标准：在未服用降压药的情况下，在不同时段测量3次，收缩压≥140 mmHg，和（或）舒张压≥90 mmHg。偶尔血压增高，应当引起重视，但就此诊断为高血压而立即吃药是不可取的。确定为高血压后，分析原因至关重要。找清原因，才能用药。

·比索洛尔·

肾上腺素能阻滞药

【药品别名】康可、博苏。

【适 应 证】主要用于治疗轻、中度高血压，尤其适用于心率较快的中青年患者或合并心绞痛时。

【用法用量】口服，起始剂量为 2.5 毫克，每日 1 次。可按需要调整剂量，每日最多不超过 10 毫克。

【注意事项】

(1) 联合使用硝苯地平等降压药和口服降血糖药物会增加该药的作用。

(2) 与甲基多巴、利血平、可乐定联用可使心率减慢。

(3) 与维拉帕米类钙拮抗药、其他抗心律失常药物合用须谨慎。

(4) 心功能不全、心肌梗死后的心动过缓，低血压、支气管哮喘、晚期周围血流障碍的患者、孕妇及哺乳期妇女禁用。

(5) 长期禁食和代谢性酸中毒使血糖波动较大的糖尿病患者慎用。

【不良反应】可有乏力、眩晕、头痛、失眠、多梦、抑郁、出汗、胃肠道反应、皮肤反应、肌肉痉挛、血压下降 、房室传导阻滞等。

· 盐酸特拉唑嗪 ·

肾上腺素能阻滞药

【药品别名】高特灵、马沙尼。

【适 应 证】本药可以降低周围血管的阻力，使血压下降。亦可降低膀胱出口部位平滑肌的张力，解除前列腺增生时由于平滑肌张力引起的排尿困难。主要用于治疗轻度或中度高血压和轻度或中度前列腺增生引起的排尿困难。

【制剂规格】片剂，2 毫克/片。

【用法用量】开始剂量每日夜间服用 1 毫克，可减少不良反应，三四天后如无体位性低血压反应，可改服维持量，每次 2 毫克，每晚一次。

【注意事项】由于可引起体位性低血压，尤其是在开始服药时，应避免驾驶车辆和参加有危险的工作。如发生晕厥，必须立即坐下或躺下，在坐位或卧位起立时要缓慢进行。有严重不良反应者应停药。

【不良反应】可见体位性低血压，尤其是在开始用药时可能发生晕厥，在治疗中突然停药也可能发生晕厥。亦可引起全身无力、疲倦、视物模糊、肢端浮肿、心悸和嗜睡等，这些不良反应发生率很低，如果不良反应较重则应停药。

专家点评

患者服药后应坐卧休息 10 分钟之后再活动，以防低血压情况发生。

专家连线

问：为什么有时吃了降压药血压还降不下来？

答：若出现这种状况，患者应该从以下四个方面进行考虑：❶选用的药物不对症；❷单纯依靠药物，而没有其他的辅助手段相配合；❸患者心情不好，容易产生忧郁情绪，有时为了让血压快速降下来而易情绪急躁，走入冒进的误区；❹平日里有不良嗜好而且饮食不合理。

·氨氯地平·

钙拮抗药

【药品别名】络活喜。

【适 应 证】主要用于治疗高血压和缺血性心脏病。

【用法用量】口服，治疗高血压和心绞痛的初始剂量为 5～10 毫克，每日 1 次。根据患者的临床反应，可将剂量增加，最大可增至 10 毫克，每日 1 次。

【注意事项】对二氢吡啶类药物过敏者、儿童、主动脉瓣狭窄者禁用，孕妇、哺乳期妇女、肝功能不全、严重心衰患者慎用。

【不良反应】

(1) 发生率较低，较常见的有踝和足外周水肿，头痛、恶心、腹痛、面红。

(2) 较少见瘙痒、皮疹、心绞痛、心动过缓、呼吸困难和消化不良等。

· 硝苯地平 ·

钙拮抗药

【药品别名】硝苯吡啶、心痛定、拜心通、艾克地平、圣通平、必同、欣然。

【适 应 证】是目前临床上最常用于治疗心血管疾病和其他许多疾病的钙拮抗药，舒张血管作用较强，降压作用迅速而确切，且安全性高，广泛用于治疗高血压。

【用法用量】短效制剂，成人常用口服量初始每次 10 毫克，每日 3 次，渐增至最大疗效而能耐受，成人每次最大量为 30 毫克，1 日内总量不得超过 120 毫克。剂量的增加应每隔 1～2 周进行 1 次。硝苯吡啶缓释剂，每日 1～2 次，每次 10～20 毫克。

【注意事项】

(1) 严重主动脉瓣狭窄、肝或肾功能不全的患者须慎用。

(2) 服药期间必须经常测血压和作心电图检查。

(3) 本药用于急救效果较好，不宜长期使用。

【不良反应】

(1) 反应短暂，较多见的是踝、足与小腿肿胀，用利尿降压药可消退。

（2）较少见的是呼吸困难、咳嗽、哮喘、心跳加快。

（3）过量服用可出现低血压现象，此时应停药观察。

· 非洛地平 ·

钙拮抗药

【药品别名】波依定、二氯苯吡啶、费乐地平。

【药物剂型】片剂，2.5 毫克，5 毫克。

【适 应 证】高血压。

【禁 忌 证】

（1）对本药或其他钙通道阻滞药过敏。

（2）严重低血压。

（3）主动脉狭窄。

（4）孕妇。

【用法用量】初始剂量为每次 2.5 毫克，每日 1 次，维持量为每日 5～10 毫克，必要时可进一步加量或用其他降压药。

【注意事项】

（1）慎用：❶ 心绞痛患者在开始用药或增加用量时可能出现心绞痛加重，因此应谨慎。❷ 充血性心力衰竭，尤其是使用 β 受体阻滞药的患者应慎用。❸ 低血压。❹ 肝功能障碍。❺ 胃肠动力增强或胃肠道梗阻患者慎用缓释剂型。

（2）本药缓释剂应整个吞服，不能掰开、咀嚼或粉碎服用。

（3）保持良好的口腔卫生可减少齿龈增生。

（4）服药后如出现持续性皮肤反应，应停药。

【不良反应】常见的不良反应往往出现在治疗初始或增加剂量时，长期治疗则较少出现。偶见面部潮红、头痛、心悸、头晕、乏力、呕吐，反应一般轻微且短暂。有明显的牙龈炎或牙周炎的患者可出现牙龈轻度肿大，应注意口腔卫生。

专家连线

问：高血压患者还有其他疾病，怎么办？

答：这也是高血压患者治疗的一个误区。老年高血压患者常伴有糖尿病、肾脏病等并发症，患者往往“单打一”，只治高血压，不顾其余。病与病之间会互为因果，互相恶化，多种疾病都应得到重视和治疗，否则，每种病的治疗效果都不好。

· 卡托普利（一代）·

血管紧张素转换酶抑制药

【药品别名】巯甲丙脯酸、甲巯丙脯酸、开搏通、开富林、普利博通、开托普利、刻甫定。

【药物剂型】

(1) 片剂：25 毫克，50 毫克，100 毫克。

(2) 复方片剂：每片含卡托普利 10 毫克，氢氯噻嗪 6 毫克。

(3) 注射剂：25 毫克 (1 毫升)，50 毫克 (2 毫升)。

【适 应 证】高血压：轻、中度高血压，重症高血压 (与利尿药或受体拮抗药并用，充血性心力衰竭。也用于急性心衰及顽固慢性心衰和急性心肌梗死后的二级预防)。

【禁 忌 证】

(1) 肾功能不全、自身免疫性疾病严重的患者禁用。

(2) 孕妇及哺乳期妇女、过敏体质者禁用。

(3) 中性白细胞减少、粒细胞缺乏症患者禁用。

（4）禁用于双侧肾动脉狭窄或类似病变者、有低血压病史者、严重主动脉狭窄或梗阻性心肌病者。

【用法用量】口服：起始量每次 12.5 毫克，每日 3 次，饭前 1 小时服用。1～2周后可逐渐增加至每次 50 毫克、100 毫克、150 毫克，每日 3 次。每日剂量不得超过 450 毫克。曾用其他降压药者应减量为每次 6.25 毫克，每日 3 次，或更少。肾功能损伤者亦应减量，可改为每日 1 次。治疗心力衰竭开始 6.25 毫克每次，每日 1～3 次，长期维持剂量 12.5～50 毫克。

【注意事项】

（1）慎用：❶低血压，如因充血性心力衰竭、血容量不足等引起者。❷粒细胞减少，如因自身免疫性疾病、胶原性血管病、发热性疾病、使用免疫抑制药治疗引起者。❸脑动脉或冠状动脉供血不足，可因血压降低而加剧缺血。❹血钾过高。❺肾功能障碍。❻肝功能障碍。❼单侧或双侧肾动脉狭窄。❽主动脉瓣狭窄，用药后可能使冠状动脉灌注减少。❾严格饮食限制钠盐或进行透析者，首剂可能引发突然而严重的低血压。❿母乳喂养期间。

（2）老年人对降压作用较敏感，应用时须酌减剂量。

（3）药物对检验值或诊断的影响：❶尿醋酮试验呈假阳性。❷血尿素氮、肌酐浓度增高，常为暂时性现象，在患有肾病或长期严重高血压而血压迅速下降后易出现。❸偶有血清肝脏酶增高。❹血钾轻度增高，尤其有肾功能障碍者。❺血钠降低。

（4）用药前后及用药时应当检查或监测：❶白细胞计数及分类计数，最初 3 个月内每 2 周查一次，此后定期检查，有感染迹象时随即检查。❷肾功能及尿蛋白检查。❸肝功能检查。

（5）服药时间最好在餐前 1 小时。

（6）开始用药前建议停用其他降压药 1 周。对恶性或重度高血压，在停用其他药物后立即给予本药最小剂量，在密切观察下每 24 小时递增一次剂量，直到疗效充分或达最大剂量。

(7) 用药时蛋白尿若渐增多，暂停药或减少用量。

(8) 用药时若白细胞计数降低，暂停药可以恢复。

(9) 血管性水肿一旦出现应立即停药，并迅速加以处理，皮下注射1∶1000的肾上腺素注射剂 0.3～0.5 毫升。

(10) 服药过量可致低血压，应立即停药，并扩容以纠正，成人还可用血液透析清除体内残留的药物。

【不良反应】本品含有巯基，用量又较大，不良反应较为多见。常见咳嗽、皮疹，味觉异常或丧失，眩晕、头痛、血压过低和胃肠道紊乱，停药后即可恢复。

专家点评

卡托普利通过扩张血管而控制血压，对轻、中度高血压安全有效，被列为一线治疗药。它的优点是兼有抗充血性心力衰竭作用，能消除原有的左室肥大，减慢肾衰竭的发展速度。当高血压伴有充血性心力衰竭、左心室肥大时，卡托普利被列为首选，起始剂量为每日 25～50 毫克，总有效率达 95%。

生活指南

问：如果血压、血糖同时升高，先降哪一个？

答：降压、降糖应同时进行。高血压合并糖尿病的降压目标为＜130/80 mmHg。如尿蛋白排泄量达到 1 克/24 小时，则血压应控制在 125/75 mmHg 以下。

· 依那普利（二代） ·

血管紧张素转换酶抑制药

【药品别名】悦宁定、益压利、苯酯丙脯酸、苯丁酯脯酸、依那林、埃那拉普利尔、恩纳普利、依苏。

【适 应 证】适用于治疗各类高血压和心力衰竭。

【用法用量】口服，降压初始剂量为每日 5 毫克，1 次服用。以后随血压反应调整剂量至每日 10～40 毫克，分 2～3 次服用。如疗效仍不满意，可加用利尿降压药。肾功能严重受损病人为每日 2.5 毫克。

【注意事项】

(1) 对该药过敏者及手术前、肾动脉狭窄、孕妇、哺乳期妇女、儿童禁用。

(2) 肾功能不全患者用药剂量应根据肾损害的情况决定。

(3) 与钾盐或含钾药物合用可引起高钾血症。

【不良反应】

(1) 较常见的有：短暂的眩晕、头痛、疲乏、咳嗽。

(2) 较少见的有：肌肉痉挛、恶心、乏力、阳痿、腹泻。

· 苯那普利（三代） ·

血管紧张素转换酶抑制药

【药品别名】盐酸贝那普利片、洛汀新。

【适 应 证】适用于各期高血压、充血性心力衰竭。

【用法用量】用于降压，每日 1 次，口服 10 毫克，如果效果不佳可以增至 20 毫克。维持量可达 20～40 毫克，每日 1～2 次给药。

【注意事项】

(1) 肾动脉狭窄者禁用、冠状动脉硬化或脑动脉硬化患者慎用。

(2) 妊娠期和哺乳期妇女禁用。

(3) 用药后如出现面部水肿应立即停药，如出现因血管神经性水肿并发喉部水肿或休克者应立即抢救治疗。

(4) 该药物首次服用后可能发生严重的低血压，因此服药后应严密观察血压、心率的变化。

【不良反应】较常见的有胃肠道反应、肝功能异常、口渴、咳嗽、倦怠、眩晕。

·雷米普利（三代）·

血管紧张素转换酶抑制药

【药品别名】瑞泰。

【药物剂型】片剂，2.5 毫克，5 毫克。

【适 应 证】用于高血压、充血性心力衰竭及急性心肌梗死。

【禁 忌 证】❶血管神经性水肿。❷孕妇及哺乳期妇女。❸孤立肾、移植肾、双侧肾动脉狭窄而肾功能减退者。

【用法用量】用于高血压，开始时口服每次 2.5 毫克，每日 1 次，根据患者的反应，酌情间隔 2～3 周后药量加倍。一般维持量为每日 2.5～5 毫克，最大剂量为每日 10 毫克。肾功能不全时，初始剂量通常减半，每次 1.25 毫克，每日1 次，每日最大剂量为 5 毫克。

【注意事项】

(1) 慎用：❶多种原因引起的粒细胞减少。❷高钾血症。❸脑或冠状动脉供血不足。❹肾功能障碍。❺低血压。❻肝功能障碍。❼严格饮食限制钠盐或进行透析治疗者。❽主动脉瓣狭窄或肥厚性心肌病。❾咳嗽。❿外科手术、麻醉。

(2) 血压降低可能会影响患者驾驶汽车或操纵机器的能力，在治疗初期或饮酒后这种影响更大。

(3) 使用利尿药治疗的患者在开始使用本药前应停用利尿药 2～3 天，但严重或恶性高血压例外，此时须小剂量使用本药，在观察下小心增加剂量。

(4) 如出现喉喘鸣或面部、舌或声门的血管神经性水肿应停药，皮下注射肾上腺素，静脉注射氢化可的松或地塞米松。

(5) 老年患者开始宜用小剂量。

【不良反应】不良反应少而轻，主要有头晕、头痛、乏力、恶心、皮疹、瘙痒、味觉障碍、血管神经性水肿等。

专家点评

本品为高效、长效血管紧张素转换酶抑制药（ACEI）。能改善急性局部缺血性左心室衰竭的功能及代谢，有利于改善血流动力，增加血流效应，增加肾血流量。长期服用对高血压患者的心率无显著变化。

专家连线

问：合并糖尿病时，血压是否更难降下来？

答： 有可能。因为糖尿病会加重高血压，与单纯的高血压相比，需要用更积极的手段控制血压。只要与医生配合，按医嘱使用降压药，并采取有效手段控制血糖，注意生活方式，血压一定能得到良好的控制。

· 福辛普利（三代）·

血管紧张素转换酶抑制药

【药品别名】磷诺普利、蒙诺。

【药物剂型】片剂，每片 10 毫克。

【适 应 证】高血压。

【禁 忌 证】对本品过敏者禁用；孕妇禁用；哺乳期妇女不宜使用。

【用法用量】口服，成人和大于12岁的儿童，不用利尿药治疗的高血压患者，剂量范围为每日10～40毫克，单次服药，与进餐无关。服用本品的正常初始剂量为10毫克，每日1次。约4周后，根据血压的反应需要适当调整剂量。每日超过剂量40毫克，不增强降压作用。

【注意事项】肝、肾功能不全的患者应注意适当调整剂量。

【不良反应】较少。❶常见的有头痛、咳嗽、眩晕、乏力、腹泻；❷少见的有皮疹、味觉障碍、肌痛或感觉异常、药剂低血压。

专家点评

与其他抗高血压药比较，福辛普利具有相同或更强的降压作用。本药适用于糖尿病肾病的治疗。对心力衰竭患者，本品可缓解症状，提高运动耐受性，改善心功能，减少因心衰而住院的次数，延长寿命。与其他血管紧张素转换酶抑制药比较，本品引起的咳嗽发生率较低，程度较轻。

· 替米沙坦 ·

血管紧张素Ⅱ受体阻滞药

【药品别名】美卡素、泰米沙坦。

【药物剂型】❶片剂，80毫克。❷胶囊，400毫克。

【适 应 证】高血压。

【禁 忌 证】对该药活性成分及任何一种赋形成分过敏者；妊娠及哺乳期妇女；胆道阻塞者；严重肝肾功能不全者禁用。

【用法用量】高血压患者服用替米沙坦后3小时即表现出降压效果，4周时降压作用最强，停药后数日至1周血压逐渐恢复到基础水平。用药范围为每日20～80毫克，在此范围内其降压疗效呈剂量依赖性。轻至中度肾功能不全的老年患者无需调整药物剂量；轻、中度肝功能不全者每日用药不应超过 40 毫克。

【注意事项】

(1) 慎用：❶双侧或单侧肾动脉狭窄者；❷血容量不足（包括因强利尿药治疗、限盐饮食、恶心或呕吐引起血容量不足或血钠水平过低）者；❸严重充血性心力衰竭者；❹主动脉瓣狭窄或左房室瓣狭窄；❺肥厚型心肌病；❻冠状动脉疾病患者；❼血管神经性水肿患者；❽需进行全身麻醉手术者；❾老年患者。

(2) 肾功能不全患者用药期间应定期检测血钾水平及血肌酐值。

(3) 治疗期间如发生低血压，应采取相应的支持治疗。

(4) 本药不能经血液透析清除，血液透析患者在治疗初期应注意监测，以防发生体位性低血压。

(5) 突然停药，血压可在数日后逐渐恢复到治疗前水平，而不出现反弹性高血压。

(6) 服用本药 4～8 周后才发挥最大药效，在加大剂量时应注意此点。

【不良反应】头晕、头痛、恶心、腹泻及血管神经性水肿等。

· 氯沙坦 ·

血管紧张素Ⅱ受体阻滞药

【药品别名】科素亚、罗沙坦、洛沙坦。

【药物剂型】片剂，50 毫克。

【适　应　证】高血压、心力衰竭。

【禁　忌　证】对该药过敏者。

【用法用量】起始和维持剂量为 50 毫克，每日 1 次，治疗 3～6 周达最大降压效应。部分患者每日 100 毫克，可产生进一步的降压作用。

【注意事项】

(1) 血容量不足者可出现症状性低血压，故用药前应纠正血容量不足的情况。

(2) 肝功能损害者建议减少药物的剂量。

(3) 双侧肾动脉狭窄或单侧肾动脉狭窄者服药后可能出现可逆性肌酐、尿素氮增高，应定期监测。

(4) 与保钾利尿药、补钾药或含钾药物服用时，会使血钾升高，应定期检测血钾水平。

【不良反应】头痛、体位性低血压。其他的不良反应有：过敏、血管神经性水肿、肝功能异常、胃肠道反应及肌痛等。

专家连线

问：可以不测血压就服药吗？

答：许多高血压患者平时不测血压，仅凭自我感觉服药，平时感觉无不适时少服或不服药，一有头晕、头痛等症状时就加大药量。殊不知，血压忽高忽低或下降过快，同样会出现头晕、头痛等不适症状，不测血压、盲目服药，不仅不能控制血压稳定，还可使病情恶化，诱发心脑血管疾患。

·厄贝沙坦·

血管紧张素Ⅱ受体阻滞药

【药品别名】格平。

【药物剂型】片剂，150 毫克。

【适 应 证】高血压、心力衰竭，尤其是高血压、糖尿病，并发左室肥厚或肾功能不全。

【禁 忌 证】妊娠、哺乳期妇女及对该药成分过敏者禁用。

【用法用量】起始剂量为75～150毫克，每日1次，口服。疗效不满意时，可增加剂量至600毫克，每日1次。可单独服用或与其他抗高血压药物联合应用。

【注意事项】老年人及轻度肝、肾功能不全者无须减少剂量。

【不良反应】头痛、眩晕、心悸、疲乏、罕有荨麻疹、骨骼肌肉疼痛及血管神经性水肿。

专家点评	本品治疗高血压疗效确切，用量小、用药安全方便，可使患者收缩压和舒张压明显降低。本品对轻、中度高血压疗效显著，与利尿药合用可得到明显的疗效。

· 缬沙坦 ·

血管紧张素Ⅱ受体阻滞药

【药品别名】代文、丙戊沙坦、脉欣。

【药物剂型】胶囊，80毫克，160毫克。

【适 应 证】高血压、心衰。

【禁 忌 证】对该药过敏者、妊娠期及哺乳期妇女禁用。

【用法用量】一般剂量80毫克，每日1次，口服。如疗效不佳，可增加至每日320毫克或与利尿药同时服用。

【注意事项】

(1) 慎用：❶血管神经性水肿。❷主动脉瓣或左房室瓣狭窄。❸胆汁淤积或胆管阻塞。❹哺乳期。❺冠状动脉疾病。❻老年。❼肝功能障碍。❽肥厚性心肌病。❾低血钠或血容量减少，如大剂量使用利尿药。❿单侧或双侧肾动脉狭窄。⓫需要全身麻醉的外科手术患者。

（2）服药患者在驾驶和操纵机器时应注意。

（3）严重缺钠和（或）血容量不足的患者，如服用大剂量利尿药的患者，用本药治疗偶可出现症状性低血压。因此，在治疗前应先纠正患者的低血钠和低血容量状况。

（4）如果出现喉喘鸣或面部、舌或声门的血管性水肿，则应停药。

【不良反应】 水肿、头痛，对血钾的影响较小。其他少见的不良反应还有疲劳、上呼吸道感染、消化不良、关节痛等。

专家点评

血管紧张素受体阻滞药用于临床时间不久。据临床研究证实其能有效地降压和控制血压，并能防止高血压合并肾脏病或糖尿病性肾病的进展。不能耐受血管紧张素转化酶抑制药的收缩性心衰患者可换用本品，对血管紧张素受体阻滞药禁忌的收缩性心衰患者，可考虑本品与血管紧张素转化酶抑制药合用，缬沙坦疗效显著，可作为首选药。

·复方降压片·

复方降压药

【主要成分】 利血平、双氢克尿噻、双肼哒嗪、异丙嗪、利眠宁等组成。

【用法用量】 口服每次 1～2 片，每日 3 次。

【适 应 证】 主要用于早期及中期高血压。

专家连线

问：睡前服降压药好吗？

答： 有些高血压患者喜欢睡前服用降压药，认为这种治疗效果会好些，其实这是一个误解。人在睡眠后，全身神经、肌肉、血管和心脏都处于放松状态，血压比白天下降20%左右，如果睡前服药，2小时后正是药物的高效期，这样就导致血压大幅度下降，使心、脑、肾等重要器官供血不足，从而使血液内的血小板、纤维蛋白等凝血物质在血管内积聚成块，阻塞脑血管，引发缺血性脑中风。

·北京降压0号·

复方降压药

【药品别名】复方降压平。

【主要成分】利血平、硫酸双肼屈嗪、氢氯噻嗪、氨苯蝶啶等。

【适 应 证】用于治疗轻、中度高血压。

【用法用量】常用量为每日1片；维持量为2～3日1片。

【注意事项】

(1) 胃与十二指肠溃疡者慎用，对活动性溃疡忌用。

(2) 老年人服用宜谨慎，尽量少用。

【不良反应】恶心、头涨、乏力、嗜睡等，减少用量或停药即可消失。

生活指南

问：治疗高血压的药物是饭前吃还是饭后吃？

答：应该饭后吃。

问：是不是坚持吃药就万事大吉了？

答：认为坚持吃药就万事大吉可以毫无顾忌，这样的人不在少数。有的人过分依赖药物，忽视综合治疗，认为血压只要正常，又有药物保驾护航，于是在生活上我行我素，不注重健康的生活方式，这样吃药的远期效果一定不好。

·降压灵·

复方降压药

【主要成分】利血平、双肼苯哒嗪、珍珠母、车前子等。

【适 应 证】具有中等强度的降压作用，适用于轻、中度的高血压患者。对高血压患者的其他症状如头痛、头晕、耳鸣、心悸也有一定的改善。

【用法用量】口服每次 8 毫克，每日 3 次。血压稳定后改为每次 4 毫克，每日 1～2 次。

【注意事项】临近产期的孕妇不宜应用。

【不良反应】

(1) 不良反应极轻微，偶可出现鼻塞、口干、四肢无力、疲倦、嗜睡、胃肠道障碍等。

(2) 长期大量服用可出现精神忧郁。

常用中药

·安宫降压丸·

【药物剂型】大蜜丸，每丸重 3 克。

【药物组成】郁金、黄连、栀子、黄芩、天麻、珍珠母、黄芪、白芍、党参、麦冬、五味子（炙）、川芎、牛黄、水牛角浓缩粉、冰片。

【药理作用】方中以牛黄、郁金、水牛角、冰片清心化痰，解郁通窍；天麻、珍珠母平肝熄风，镇静降压；配以黄芩、黄连、栀子清热泻火解毒；麦冬、白芍、党参、黄芪、五味子养阴柔肝，补气扶正，益心安神；川芎活血行气止痛。诸药相合，共奏清热镇惊、平肝降压之功。

【适 应 证】功用清热镇惊，平肝降压。用于胸中郁热，肝阳上亢引起的头目眩晕，项强脑涨，心悸多梦，烦躁起急，高血压症。❶ 应用范围：眩晕。症见头目眩晕，项强脑涨，烦躁不安，胸闷心悸，失眠多梦，血压升高等症。❷ 应用指征：本品辨证要点是痰热肝阳上扰。主要见症为头晕脑涨，烦躁不安，血压升高，舌红苔黄腻，脉弦数或滑。

【用法用量】口服，一次 1～2 丸，每日 2 次。

【注意事项】无高血压症状时停服或遵医嘱。

· 牛黄降压丸（胶囊）·

【药物剂型】小蜜丸，每 20 丸重 1.3 克；大蜜丸，每丸重 1.6 克；胶囊，每粒装 0.4 克。

【药物组成】羚羊角、珍珠、水牛角浓缩粉、牛黄、冰片、白芍、党参、黄芪、草决明、川芎、黄芩素、甘松、薄荷、郁金。

【药理作用】方中以牛黄、郁金、冰片、水牛角清心化痰，解郁开窍；羚羊角、珍珠、草决明平肝熄风，镇静清热；配以白芍养血敛阴柔肝；黄芪、党参补气扶正。诸药相合，共奏清心化痰、镇静降压之功。主要有降压、镇静、利尿等作用。

【适 应 证】功用清心化痰，镇静降压。用于肝火旺盛，头晕目眩，烦躁不安，痰火壅盛，高血压症。❶ 应用范围：眩晕。症见头晕目眩，头痛脑涨，目赤口苦，烦躁不安，失眠多梦，胸闷心悸，口渴喜饮，血压升高，舌红苔黄腻，脉弦数或滑。❷ 应用指征：本品辨证要点是肝火痰热壅盛。主要见症为眩晕头痛，烦躁少寐，目赤口苦，舌红苔黄腻，脉弦数或滑。

【用法用量】口服。小蜜丸，一次 20～40 丸，每日 2 次；大蜜丸，一次 1～2 丸，每日 1 次；胶囊，一次 2～4 粒，每日 2 次。

【注意事项】

(1) 临床偶有腹泻、便溏现象。

(2) 孕妇慎用。

(3) 本品清降力强，非实热证者不宜用。

专家点评

临床报道用本品治疗高血压 56 例，显效 36 例 (64.3%)，有效 12 例 (占 21.4%)，好转 4 例 (占 7.1%)，总有效率为 92.8%。

据临床疗效统计，对阴虚阳亢型高血压引起的头晕目眩、心烦易怒、心悸失眠等症状可得缓解，血压下降缓慢。长期服用无不良反应。此外，停药后能在短期内维持用药期间的血压水平，因头痛、失眠、耳鸣连续服用，血压仍保持稳定是本品的独特疗效。

· 珍菊降压片 ·

【药物剂型】片剂，每片 0.26 克，60 片/瓶；12 片×2 板/盒。

【方剂组成】芦丁、氢氯噻嗪、盐酸可乐定、野菊花膏粉、珍珠粉。

【药理作用】具有降压和改善高血压症状的作用。

【适 应 证】可用于治疗各期各类高血压，尤适用于中度高血压的治疗。

【用法用量】口服，一次 1 片，每日 3 次，待血压基本稳定后改为每次 1 片，每日 1～2 次。或遵医嘱服用。

【注意事项】

(1) 对氢氯噻嗪、可乐定、磺胺类药物过敏者忌用。

(2) 哺乳期妇女忌用。

专家点评

珍菊降压片单用或与其他降压药物联合使用能够有效降低血压，但作为一个传统的短效复方制剂，必须每日多次服用，每日至少 3 次。

专家连线

问：高血压患者服药要注意些什么？

答：高血压是中老年人常患的疾病，为合理使用降压药，患者服药应注意以下几点：

(1) 忌擅自乱用药物。降压药有许多种，作用也不完全一样。有些降压药对这一类型的高血压有效，有些降压药对另一类型的高血压有效。服药类型不对路，降压作用不能充分发挥，有时会误以为“降压药不灵”。高血压患者的药物治疗应在医生的指导下进行，应按病情轻重和个体差异，分级治疗。

(2) 忌降压操之过急。有些人一旦发现高血压，恨不得立刻把血压降下来，随意加大药物剂量，这样很容易出现意外。短期内降压幅度最好不超过原血压的 20%，血压降得太快或过低都会发生头晕、乏力现象，严重的还可导致缺血性脑中风和心肌梗死。

(3) 忌不测血压服药。有些患者平时不测血压，仅凭自我感觉服药。感觉无不适时少服一些，头晕不适就加大剂量。其实，自觉症状与病情轻重并不一定一致，血压过低也会出现头晕不适，继续服药很危险。正确的做法是，定时测量血压，及时调整剂量，维持巩固。

(4) 忌间断服降压药。有的患者用降压药时服时停，血压一高吃几片，血压一降，马上停药。这种间断服药不仅不能使血压稳定，还可使病情发展。

（5）忌无症状不服药。有些高血压患者平时无症状，测量血压时才发现血压高。用药后头昏、头痛不适，索性停药。久不服药，可使病情加重，血压再升高，导致心脑血管疾患发生。事实表明，无症状高血压危害不轻，一经发现，应在医生的指导下坚持用药，使血压稳定在正常水平。

（6）忌临睡前服降压药。临床发现，睡前服降压药易诱发脑血栓、心绞痛、心肌梗死。正确的方法是睡前 2 小时服药。

·天麻钩藤颗粒·

【药物剂型】冲剂，每袋 10 克。

【药物组成】天麻、钩藤、石决明、栀子、黄芩、牛膝、杜仲（盐制）、益母草、桑寄生、首乌藤、茯苓。

【药理作用】方中以天麻、钩藤、石决明平肝熄风；栀子、黄芩清泻肝火；杜仲、桑寄生补益肝肾；牛膝引血下行，兼有补肝肾之功；益母草活血；茯苓、夜交藤安神定志。诸药相合，共奏平肝降逆、清热安神之功。主要有降压，调节中枢神经系统，抗血小板聚集，抑制过氧化脂质的生成等作用。

【适 应 证】功用平肝熄风，清热安神。用于肝阳上亢、高血压等引起的头痛、眩晕、耳鸣、耳聋、眼花、震颤、失眠多梦等。本药应用于：❶ 头痛：症见头涨痛，心烦易怒，口苦失眠，舌红苔薄黄，脉沉弦。❷ 眩晕：症见眩晕耳鸣，遇劳、恼怒加重，失眠多梦，或见腰膝酸软，颜面潮红，舌红苔黄，脉弦细数。❸ 失眠：症见夜寐不安，多梦，心烦，头晕头痛，便秘口苦，舌红苔黄，脉弦数。应用指征：本品辨证要点为肝阳上亢。主要为眩晕头痛头涨，心烦易怒，失眠多梦，口干苦，舌红苔黄，脉弦实。

【用法用量】开水冲服，一次10克，每日3次。或遵医嘱。

【注意事项】

(1) 舌绛无苔之阴虚动风证，本方不宜用。

(2) 饮食宜清淡，戒恼怒，节房事。

(3) 高血压、心脏病、肾病、肝病、糖尿病等慢性病患者应在医生的指导下服用。

(4) 过敏体质者慎用。

专家点评

用于高血压，内耳眩晕，三叉神经痛，面肌痉挛，脑挫裂伤。

(1) 高血压：天麻钩藤饮对肝阳偏盛型高血压有较好的疗效。

(2) 内耳眩晕：此病系肝阳偏亢，肝风上扰痰热内阻所致，方用天麻钩藤饮温胆汤，以平肝潜阳，化痰熄风，治疗24例，均获痊愈。

·罗布麻降压片·

【药物剂型】片剂。

【药物组成】罗布麻、夏枯草、钩藤、泽泻、珍珠母、牛膝、山楂、菊花。

【药理作用】方中以罗布麻、钩藤、珍珠母平肝潜阳，清热熄风；夏枯草、菊花清肝泻火，清利头目；配以牛膝、山楂活血化淤，通络止痛，引血下行；泽泻利水渗湿。诸药相合，共奏平肝潜阳，熄风活血，通络止痛之功。

【适 应 证】功用平肝潜阳，熄风活血，通络止痛。用于肝阳上亢，淤血阻络，头晕目眩，头痛烦躁及高血压、高血脂、动脉硬化见上述症候者。❶ 应用范围：眩晕。症见头晕目眩，耳鸣，头痛且涨，每因烦劳或恼怒而加剧，烦躁失眠，面色潮红，口苦，舌红苔黄，脉弦数。❷ 应用指征：本品辨证要点是肝阳上亢。主要为眩晕耳鸣，头痛且涨，失眠烦躁，舌红苔黄，脉弦有力。

【用法用量】口服，一次 4～6 片，每日 3 次。

【注意事项】❶ 孕妇忌用。❷ 因罗布麻含有强心苷，故不可与强心苷类药物配伍，以防发生强心苷中毒。

专家点评

大量临床表明，罗布麻降压片对脑动脉硬化、高血压、高血脂、眩晕等病疗效显著，安全可靠。深入研究发现其还具有降脂抗凝，改善血管内皮功能的双重作用。

高血压的并发症

脑出血

在高血压的并发症中，最易见脑卒中，它分为两种，一为脑内的各个部位出血，另一种为缺血性脑卒中称之为脑梗死（形成脑血栓）。我们这里主要谈谈高血压为什么易患脑出血。

一方面，长期高血压的患者脑实质内小的穿透动脉常有微型动脉瘤形成，其主要分布于基底神经节和桥脑。微型动脉瘤壁较薄弱，当血压骤然上升时，动脉瘤破裂产生脑出血。

另一方面，高血压的患者多合并动脉粥样硬化，血压越高、持续时间越长，动脉粥样硬化也越严重。这种高压、高速度的血流长时间作用于动脉内膜上，尤其是动脉分叉处的内膜上，将使内膜产生机械性损伤，完整性被破坏，促进了血浆中的脂质易通过破损处进入内膜，使动脉壁发生脂肪玻璃样变或纤维素样坏死，增加了血管壁的脆性。当情绪激动、劳累及用劲儿排便等原因造成血压进一步升高时，易于引发脑出血。

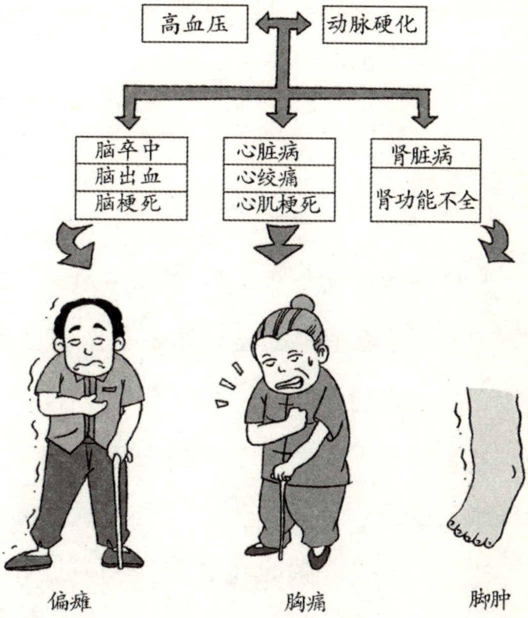

高血压并发症

脑出血可分为大脑出血、脑干出血、小脑出血和脑室出血，而以脑干出血和脑室出血最为凶险，病死率甚高。从临床表现上看，脑出血发生时常无预感，往往在数分钟到数十分钟内病情发展到高峰。发病时先感剧烈头痛，随即发生呕吐，呕吐常为喷射性，重则呕吐血性咖啡色胃内容物。呼吸深沉带有鼾声，血压多明显升高，脉搏缓慢有力，有时大、小便失禁。脑出血多有意识障碍，昏迷浅的可发现脑膜刺激症状如颈项僵硬等，还可查出局灶性神经受损体征；严重的深度昏迷和四肢松弛性瘫痪，以致无法确定局灶性神经受损体征。

脑出血在治疗上要及时，易保持安静，避免不必要的搬动，同时保持呼吸通畅，松解衣领，卸除假牙，必要时作气管切开。由于脑组织局部出血和血肿形成引起脑水肿、脑组织受压、移位，最终导致脑疝而威胁生命，故降低颅内高压减轻脑水肿是急性期的重要治疗措施。通常选用20%甘露醇和10%甘油快速静脉滴注，有适应证的需通过手术清除血肿，缓解脑水肿。需特别提及的是脑出血时由于血压过高，可进一步加重脑出血，所以控制血压至关重要，但又不宜过快、过剧降低血压，舒张压较低，而脉压差过大者不宜用降压药。通常要求血压逐渐下降到出血前水平。

脑梗死

临床表明脑血栓形成约占脑中风一半左右，本病多有动脉粥样硬化，但不一定都有高血压，这点与脑出血不同。发病年龄大多在60岁以上，所以人们常戏言“脑出血是壮年病，脑血栓形成是老年病”。年轻人发生半身不遂尤其是女性应考虑到有大动脉炎的可能，往往大动脉炎累及到颈总动脉或分支以至将颈总动脉或分支堵塞，也可出现半身不遂。脑血栓一般发病较慢，初有肢体麻木感，然后慢慢出现半身不遂，一般下肢症状较上肢明显，意识障碍程度往往较轻。

预防脑梗死病要警惕脑梗死病前的各种信号：

(1) 意识和精神状态改变：如嗜睡，性格反常，沉默寡言，表情淡漠和烦躁不安，有的患者可出现短暂性的意识丧失或智能减退。这些表现与脑缺血有关。

(2) 运动障碍：表现为突然嘴歪，说话困难，吐字不清，失语或语不达意。吞咽困难，偏身无力或活动失灵，持物失落，走路不稳，突然摔倒，有的患者可出现肢体抽动。

(3) 感觉障碍：表现为舌、面、唇及四肢麻木。听力减退，视物有旋转感。

（4）头痛、头晕：头痛形式与往日不同，头痛程度重、持续时间长。

（5）自主神经及其他障碍：全身乏力，出虚汗、低热、胸闷、心悸、突然打嗝儿、呕吐等自主神经症状。少数病人有睑结合膜、视网膜出血及鼻出血。如果出现上述征兆，应及时就医，予以详细检查，作出诊断，及时处理，这样可以避免或推迟脑梗死的发作。

专家连线

问：偏头痛与高血压有何关系？

答：早在 1913 年国外就有人注意到偏头痛病人数年后发生高血压患者较多。后来的学者经过研究认为，偏头痛病人是正常人发生高血压的机会的 5 倍。

国内学者研究认为：凡有间歇性发作一侧或两侧头痛，伴有视觉性先兆发作、恶心呕吐与阳性家族史者即诊断为偏头痛，确诊 473 例病人其中 277 例病人在数年后发生了高血压或边缘性高血压。发生高血压后其头痛的症状性质多有改变，易伴有头昏、眩晕、耳鸣、失眠、心烦、急躁、肢体麻木等。

问：经常忘记服降压药，容易出现中风吗？

答：高血压患者应在医生的指导下终身用药。目前所用的降压药有短效与长效之分，以服用长效降压药为佳，这样不但可以稳定降压，而且能避免血压大幅度波动。但是，如果中断规则的降压治疗，有可能造成血压反弹。血压过度升高，可导致动脉过度充血、水肿或出血，发生卒中，即俗称的中风。所以，高血压患者应该按时服药。一旦漏服，应立即补上，或者及时向医生咨询。

改·善·高·血·压·专·家·指·导

2 高血压配餐

GAOXUEYA PEICAN

高血压患者的科学饮食

高血压食疗原则

中医的饮食疗法源远流长。所谓“民以食为天”，中医学充分运用了这一原则，对许多慢性病症、小儿及老人，主张“食治未愈，然后命药”的原则。中医认为饮食对人体不但有滋养作用，使人体气血亢盛，足以抗御外邪，而且可以调整人体的阴阳平衡，以防止疾病的发生。同时也可以发挥某些食物的特异性作用，直接用于一些疾病的预防。另外，中医传统上还以食物直接用于疾病的治疗，故有“药补不如食补”之说，古代将善于用饮食治病的医生称为“良工”，即高明的医生。所以中医学“食疗”已作为一门独立的临床医疗学科，经千百年而流传不衰。

高血压与饮食的关系，不论中医、西医的认识都是一致的，即不良的饮食习惯是高血压的高危因素。因此，高血压的饮食治疗，应注意以下几个原则：

（1）高血压患者应节制饮食，避免进餐过饱，减少甜食，控制体重在正常范围。俗话说，饮食常留二分饥，老年高血压患者，应根据本人工作和生活情况按标准算出应摄入的热能，再减少15％～20％。

（2）避免进食高热能、高脂肪、高胆固醇的“三高”食物，适量限制饮食中蛋白质的摄入量，每日每千克体重蛋白质的摄入量应在1克以内。可常吃豆腐及豆制品、瘦肉、鱼、鸡等，高血压患者不伴有高脂血症的，则每日可食1个鸡蛋。

（3）餐饮中的食用油宜选择植物油，如豆油、菜子油、玉米油等。这些植物油对预防高血压及脑血管的硬化及破裂有一定的好处。忌食荤油及油脂类食品。

（4）高血压患者应多吃维生素含量丰富及纤维素多的新鲜蔬菜和水果，平时饮茶宜清淡，忌饮浓茶、浓咖啡，少吃辛辣的调味品。

（5）严格控制饮酒。高血压患者平时要严格控制饮酒，其饮酒量每日必须限制在50毫升以内，并禁止酗酒。

（6）降低摄盐量。现代医学研究表明，钠的过多摄入对老年人的心血管系统和血液黏度尤为不利，对高血压更是一个致病因子。对一般患者来说，每日摄盐量应限制在6克以内，不要超过此限值。对老年高血压患者，每日摄盐量应限制在4克左右，这对降低和稳定血压大有裨益，对有些患者来说，摄盐量还可以再低些。

（7）补充机体可吸收的钙，高钙饮食是控制高血压的有效措施之一。钙有“除钠”作用，可使血压保持稳定。

（8）主食宜多吃粗粮、杂粮，如糙米、玉米，少吃精制的米和面。

烹饪中宜多用红糖、蜜，少用或不用绵白糖、白砂糖。这样可以不断补充机体缺乏的铬，并改善和提高锌/镉的比值，阻止动脉粥样硬化，减少镉的积聚，有益于高血压的防治。

(9) 改善膳食中的钾/钠比值（即K因子），可使高血压患者免除使用药物之苦。良好的K因子应是≥3，现代医学研究表明，K因子保持在3以上，才能使人体各器官、组织发挥良好的功能。

当K因子降低到3以下时，甚至低至1～1.5时，高血压的患病率就会增加。一般植物的钾/钠比值都在20以上，实验研究表明，K因子≥10的食物对高血压都有较好的防治作用。如香蕉、柿子、苹果、红枣等食物的K因子均高于50，它们是高血压患者的降压果品。膳食中应适当增加钾的摄入量，或在烹调时用钾盐代替钠盐，同时增加新鲜水果的摄入量，这些都有助于降低血压。

高血压饮食禁忌

·忌长期食用高胆固醇食物·

高血压患者要控制富含胆固醇的动物脂肪和其他食物（如蛋黄、动物内脏、鱼子、虾、蟹黄、墨鱼等），这是因为：

(1) 经过动物实验和人类饮食习惯的调查，已肯定高胆固醇的食物与动脉硬化的发生和发展有关系。

(2) 进食的数量可直接影响血液中的胆固醇的水平。血液中胆固醇增高后，便容易沉积到血管壁中而发生动脉硬化。

不过，如果是年轻而且症状轻的高血压患者，几次测定血液中的胆固醇的数值又都不高，加上体形也不过于肥胖，其脂肪类食物的摄入可不必过分限制。但年龄在40岁以上的高血压患者，即使血液中的胆固醇的数量不高，目前也还没有并发动脉硬化症，仍应摒弃富含胆固醇的食物。

荤腥食物（含动物性脂肪的食物）都或多或少地含有胆固醇，对高血压特别是动脉硬化的患者是很不相宜的。但也不必视如“猛虎”，全加禁忌，而应该根据血中胆固醇的含量水平及是否有动脉硬化等情况，适当控制（见下表）。一般应选择每100克食物中含胆固醇在100毫克以下的食物为好。

高血压患者的血脂控制标准

	旧制单位（mg/dl）	新制单位（mmol/L）
总胆固醇	理想值＜200 临界值 200～239 过高值＞240	＜5.17 5.17～6.18 ＞6.21
低密度脂蛋白胆固醇	理想值＜130 临界值 130～159 过高值＞260	＜3.36 3.36～4.11 ＞4.14
甘油三脂	理想值＜150	＜1.7mmol/L
高密度脂蛋白胆固醇	理想值＞50 危险值＜35	＞1.29 ＜0.91

·忌食各种蛋黄·

各类蛋黄中胆固醇值均较高。胆固醇侵入血管壁，黏附在血管壁上，引起动脉硬化，其结果是导致心肌梗死的危险性提高。

确实，最近人们吃各种蛋类如鸡蛋、鸭蛋、鹅蛋等的机会多起来，与脑出血（脑中风）比较，心肌梗死的可能性也增多起来。

无论如何，各种蛋类的蛋黄都不宜食用。

常用食品中所含胆固醇的含量

单位：毫克/每100克食物

品名	胆固醇（毫克）	品名	胆固醇（毫克）	品名	胆固醇（毫克）
蛋清	0	猪油	110	猪肝	180
牛乳（均值）	15	猪舌	230	鸡蛋	585
猪肉（瘦）	81	猪肚	290	黄花鱼	76
鸡（均值）	106	对虾	193	墨鱼圈	157
草鱼	47	带鱼	52	牛蛙	19
猪肉松	70	奶油	155	牛百叶（黑）	71
酱排骨	19	猪腰	354	猪脑	2571
牛肉（瘦）	58	鲫鱼	21	鸡精	5

注：胆固醇含量超过100毫克的食物少吃，胆固醇含量超过400毫克食物的不吃。

·忌饮食过饱·

人体所需的营养素，要靠饮食来获取。因此，保持良好的饮食习惯是很必要的。但是，长期饱食并不是良好的饮食习惯，长期饱食对人体健康是无益的。

现代医学认为，经常饱食，会使胃肠的负担加重，使消化液供应不足，甚至会引起消化不良。

每餐饮食过饱，血液过多地集中在胃肠，使心脏、大脑等重要器官相应供血不足，以致使人感到困乏，工作效率下降，冠心病患者还容易引起心绞痛发作。

长期饱食，摄入的营养量超过身体的需要量，不但会有过多的脂肪贮存在体内，而且糖和蛋白质也会在体内转化成脂肪储存起来，储存的这些脂肪大多分布在皮下、肝脏、腹壁以及腹腔内的大网膜和肠系膜上，会造成腹压增高、腹壁肌肉松弛、腹部向外突出。这样不仅走路困难，而且稍微活动一下就会气喘。体内积存的脂肪越多，活动就越困难。

医学研究认为，长期连续饱食不但不利于人体健康，而且会使人未老先衰，缩短寿命，并会诱发胆石症、胆囊炎、糖尿病，特别是对脑力劳动者的不利影响更大。

因此，饮食要讲究科学，不宜长期吃得过饱。

· 忌过量食用肥肉 ·

有些人喜欢吃肥肉，其理由是肥肉香，好咀嚼，然而，肥肉吃多了对人的身体健康不利。

因为肥肉是含有饱和脂肪酸的动物性脂肪，食用过多会使血液中的胆固醇含量增高，胆固醇沉积在动脉内壁上可造成动脉硬化，如冠状动脉硬化，可引起心绞痛、心肌梗死；脑动脉硬化，可因脑缺血而引起头晕、头痛；动脉血栓形成或破裂时，可引起脑出血，就是我们常说的中风；肾动脉硬化，可引起顽固性高血压；四肢动脉硬化，可引起肢体坏死。另外，过多地食用动物性脂肪还可引起胆囊炎、胆石症、胰腺炎等疾患。老年人容易形成动脉硬化，如果特别喜欢吃肥肉，就更加速动脉硬化的进展，同时，消化功能差的人，也不适合过食油腻。

· 忌盲目减肥 ·

医学界普遍将肥胖确认为高血压发病的重要原因之一。虽然并非所有的肥胖者都有高血压，但总体上讲，体重越大，平均血压也越高，而且肥胖本身和高血压一样，也是发生心脑血管病的一个危险因素。所以，控制体重已经成为高血压患者降低血压的一个重要途径。据统计，每减轻体重 1 千克，血压就会下降 1～2mmHg。这对于患有高血压的肥胖者来说，无疑是一个福音——假如他们能连续累计减少体重10千克，血压大有恢复正常的希望。

一般来说，肥胖与饮食有密切的关系，基于这种原因，有人为了降压而减肥，又为了减肥而盲目地控制饮食。殊不知，这样对身体是不利的。因为一旦出现营养不良，不但血压没法降低，反而会引发其他毛病。生活中诸如此类的例子屡见不鲜，就是盲目减肥的结果。

其实，除了控制饮食，减肥（重）还可依靠：体育锻炼这些方法无不良反应、花费少，只要长期坚持，同样也能起到减肥的效果。专家提倡每周进行体育锻炼3次，每次20～30分钟，以体力能耐受及微出汗为宜。对于平时不运动者更应循序渐进，切忌一次过劳，半途而废，因为这样容易引起体重反弹。

·忌饮酒过量·

大量的研究结果表明，饮酒过量（按国外的标准指每日超过30毫升酒精，相当于600毫升啤酒，200毫升葡萄酒或75毫升标准威士忌）可以使血压升高并使冠心病、中风的发病和死亡率上升。

不过，传统医学认为，少量饮酒可扩张血管、活血通脉、助药力、增食欲、消疲劳。同时，一些针对病症的药酒可以少量饮用，特别是中风后遗症和冠心病患者可适当选择某种药酒饮用，但要将量控制在最低限度。已有饮酒习惯的成年人，应限制饮酒量，每日饮白酒最好不超过50毫升。

·忌食盐过量·

限盐以后可减少血容量，减少血管壁钠含量，降低小动脉对缩血管物质的反应性，降低外周血管阻力，从而使收缩压和舒张压均下降。

实验研究表明，食盐摄入量与平均血压值呈正相关，食盐摄入每日减少 3.5 克，收缩压即可下降 3～4mmHg。这种效果在老年高血压患者和血压较高的人中尤其显著。

限盐不仅能降压，还可相应减少降压药物的用量。一般主张，每日食盐量宜控制在5克左右。同时也要注意减少酱油、味精等含钠调料的用量（见下表）。

高盐食物含钠量及折合食盐量

单位：毫克/每 100 克食物

食物	钠含量（毫克）	折合食盐量（克）
精盐	39 000	100
腌芥菜头	7 250	19
酱萝卜	6 880	18
酱油	5 800	15
榨菜	4 250	11
黄酱	3 600	9
腌雪菜	3 300	8. 5

·忌饮水过多·

水是人体必不可少的。对于高血压患者来说，水更是具有特殊而至关重要的作用。

高血压患者本身极易出现血管失去弹性而引起的血管壁变厚、血管内腔狭窄，以致出现血液循环不良的现象。与此同时，一些老年患者的血液本身也变得与年轻时不同，红细胞与白细胞等固体成分占的比率增高，尿素与尿酸等代谢产物的排泄不良，所以血液黏度增加。

黏度增高的血液勉强地通过动脉硬化血管的管腔，容易引起血管堵塞，形成脑血栓。导致脑梗死和心肌梗死。

医学专家认为，血液是由45%的红细胞与白细胞成分及55%的含有蛋白质、糖、脂肪、矿物质的血清液体成分组成的。除了红细胞和白细胞的比率增高引起血液黏度增加外，血液中的脂质增加，也会使血黏度增高，影响血液循环。多余的脂肪贴在血管壁上极易引起动脉硬化。

可是，减少过多的脂肪需要时间，而高血压患者又不能有效避免动脉硬化，唯一可以改变的，就是设法使血液保持畅通，改善血液循环。

有关研究表明，补充水分是改善血液循环的有效途径，因为水可以稀释血液，使血液恢复流畅的状态；反之，如果不能及时补充水分，则会进一步促使血液黏度增加，从而引起血压升高，甚至形成脑血栓，同时，人体缺失水分也会使大便干燥，容易引起便秘，这也是导致血压升高的重要原因。

不过，一次饮水过多，很容易在短时间内增加血液循环量，从而引起血压一时性上升，所以，高血压患者一天之中应多饮几次水，每次少饮一点儿，一天的饮水总量合计在1 000～1 800毫升最好。

生活指南

问：高血压患者喝水有何讲究？

答：高血压患者要保证每日三个时段有水喝。

(1) 晚上睡觉前半个小时的饮水，防止晚上因为水分散发导致血液黏稠。

(2) 半夜如果醒来上厕所，也要再补充一杯水。

(3) 一觉睡醒后，再来一杯水，避免血液黏稠时就开始一天的各种活动，引发血栓。

·忌饮咖啡因·

高血压患者应远离咖啡因，尤其是在情绪紧张的时候，因为压力加咖啡因对高血压有相乘效果。

根据美国《高血压》杂志发表的一篇报告，在情绪处于压力状况下的时候，咖啡因会把血压推高到不利于健康的程度。研究人员在报告中说，单是咖啡因就能使血压上升，咖啡因再加上情绪紧张，就会产生危险性的相乘效果。他们说，有家族高血压史的人，也就是所谓的高危险群，在摄取咖啡因后，血压上升得最多。

一般而言，单是咖啡因就能使血压上升 5～15mmHg，比如，原来血压是 120/60mmHg 的人，在摄取咖啡因后，血压可能上升至 135/75mmHg。血压超过 140/90mmHg 时，对健康就有不利影响。

研究人员还说，有些人在情绪紧张时喝咖啡，其实这是错误的做法。高血压的危险人群尤其应避免在工作压力大的时候喝含咖啡因的饮料。

另外，有些长年有喝咖啡习惯的人，以为他们对咖啡因的效果已经免疫，事实并非如此，一项研究显示，喝一杯咖啡之后，血压升高的时间可长达数小时。

·忌热量无控制·

在正常情况下，人体的热量需要是与食欲相适应的，当正常食欲得到满足时，其热量需要一般也可得到满足，体重可以维持不变。假如热量供给过多，就会引起体重增加。单从这一方面来讲，高血压患者就不应该忽视日常饮食中对热量摄入的控制。

按照国际推荐标准，以20～39岁正常人的热能需要量作为基数，随着年龄增长，人体所需的热量应依次递减，即40～49岁者减少5%，50～59岁者减少10%，60～69岁者减少20%，70岁以上者减少30%。正常情况下，高血压患者也可以此为参考。此外，正常人，每日三餐的合理分配方案是：早餐占当天总热量的30%～40%；午餐占40%～50%；晚餐占20%～30%。

高血压患者亦应根据此标准来合理搭配饮食结构。

·忌饮食中缺钾·

高血压患者适当增加钾的摄入量是有益的。特别值得注意的是，有些高血压患者由于持续服用利尿药、降压药，使排尿增多，钾随之排出，发生低钾倾向的可能性更大，所以，服用这类药物治疗的患者，更应注意补钾。补钾的方式主要分药补和食补两类。

药物补钾，常首选氯化钾，这主要适用于服用利尿药、降压药治疗的病人，而食补则适用于所有高血压患者，包括那些轻度高血压，尚未服用降压药物治疗的患者。

食物补钾，主要是多食含钾丰富的食品，主要有瘦肉、牛肉、鱼类及其他海产品、小白菜、油菜、黄瓜、西红柿、土豆、橘子、香蕉、桃、葡萄干等蔬菜与水果（见下表）。

据美国高血压研究会临床试验证明；钾离子可促进新陈代谢、促进钠离子排出，扩张血管，降低血压。高钾食物有降低血压防止动脉胆固醇沉积、预防脑出血和保护肾脏、心脏的作用。

常见食物含钾量

单位：毫克/每100克食物

食物	钾	食物	钾	食物	钾
挂面（富强粉）	122	桂圆（干）	891	牛肉干	1529
小麦粉（富强粉）	128	干红枣	375	粳米（精）	86
木耳（干）	757	冬瓜	119	生菜	91
鸡蛋（红皮）	121	面条（煮）	15	竹笋	389
茄子	147	淀粉（小麦）	8	芋头	378
油菜	175	鸡腿菇（干）	4053	菜花	206
生菜	91	草鱼	325	蚕豆	391
菠菜	311	墨鱼丸	275	橙	159
扁豆	163	草菇	53	柑橘	154
番茄	179	松蘑（干）	2407	荸荠	306
腐竹	670	榛蘑（干）	4629	丝瓜	121
胡萝卜	119	芹菜（茎）	128	土豆	347
西瓜	87	豇豆	171	黄豆	1276
绿豆芽	32	黄豆芽	175	冬枣	195
腰果（熟）	680	藕	293	芒果	153
韭菜	241	香蕉	256	葡萄	104

忌饮食中缺钙

钙与高血压也呈负相关，饮食中如果缺钙可以促使血压升高。研究资料表明，平均每日摄钙450～500毫克者，患高血压的危险性是每日摄钙1400～1500毫克者的2倍。研究资料也表明，每日补钙1000～

1400 毫克可以降低血压，并可使轻度高血压患者血压恢复正常。

补钙可以增加排钠，从而可减轻水钠潴留。补钙有利于防止钠对血压的升高作用。

降压食物推荐

高血压患者宜吃的水果

具有降压、降脂、保护血管作用的水果有苹果、香蕉、山楂、桃子、西瓜、草莓、红枣、梨、哈密瓜、柠檬等，但水果含糖较高，也要适量食用。

苹果

苹果性味甘、凉。功能生津润肺，健脾益胃，除烦醒酒。

苹果中含有一定量的钾盐，可将人体血液中的钠盐置换出来，有利于降低血压。苹果中含有较多的苹果酸，可使积存在体内的脂肪分解，具有减肥作用。苹果酸能降低胆固醇，具有对抗动脉硬化的作用。苹果中含有果胶质，它是一种可溶性纤维质，也有助于降低胆固醇。苹果还富含粗纤维，能刺激肠道蠕动，促进排便。

为了治疗高血压和实施减肥，每周可安排一次“苹果日”，高血压患者可以在每周的“苹果日”吃 300～400 克苹果，而不吃别的食物，大约 5 个“苹果日”后，便可使血压下降。以后再视血压的情况决定是否继续进行下一个疗程。苹果能防止血中胆固醇的增高，高血压、动脉粥样硬化症、冠心病患者，适宜长年不间断地食用苹果，至少每日吃 1～2 个中等大小的苹果，持之以恒，必见其效。

· 香蕉 ·

香蕉的营养十分丰富，含碳水化合物、蛋白质、粗纤维，以及钙、磷、镁、锰、锌、铜、铁等矿物质元素，而脂肪含量很低，是一种营养价值很高的食物。据《海外文摘》报道，常食香蕉可以降低血压，还可治疗动脉粥样硬化及冠心病，特别对小儿高血压有较好的疗效。香蕉是十分典型的高钾食物，且不含胆固醇类成分。每 100 克香蕉含钾量高达 256 毫克，含钠量则很低，仅 0.8 毫克，其 K 因子（钾/钠比值）为 320，大大高于有效降压界定值（K 因子≥10）。因此，医学专家、学者们都一致认同，香蕉是防治高血压的优质水果。香蕉中所含降血压的钾离子，有抵制钠盐过多所致的升压和损伤血管的作用；同时，可改善并调整钾/钠比，即适当服食高钾食物可有效地降低机体对钠盐的吸收，并且对心肌细胞也有较好的保护作用。医学专家们指出，人体缺钾时常有头晕、无力和心律不齐等症状，而香蕉中恰好富含这种重要的营养素。对于高血压并发动脉粥样硬化（包括脑动脉硬化、眼底动脉硬化等）、冠心病患者来说，常食香蕉或香蕉茶、香蕉粉等均有较好疗效。尤其是患有大便燥结的高血压患者，食用香蕉对于治疗便秘效果尤为显著。

· 西瓜 ·

西瓜可防治高血压，西瓜几乎不含脂肪，而西瓜的汁液几乎包括了人体所需的各种营养成分。西瓜为高 K 因子（钾/钠比值）食物，每 100 克西瓜含钾量 87 毫克，含钠量仅有 3.2 毫克，其 K 因子为 27.19，高于有效防治高血压的界定值范围（K 因子≥10）。这对中医运用西瓜食疗“除烦止渴，宽中下气”，防治高血压是有力的佐证。西瓜有助于利尿、降低血压。因此，高血压患者以及有血压升高现象的人，在春、夏之交到秋、冬季节适量服食西瓜，对治疗高血压是大有帮助的。西瓜皮（西瓜翠衣）、西瓜子仁与西瓜一样，也有较好的防治高血压的作用。

中医认为，西瓜性寒凉，中寒湿盛者忌食，否则，反而会损伤脾胃，引发其他病症。少数人在盛夏之际，往往喜欢把西瓜切成块状，放在冰箱里冷冻了再吃。如果冰冻时间短些，吃一点儿会感到舒适；如果冷藏过久，吃后则会伤害身体，严重时还会导致不良后果。对此，高血压患者尤须注意。

·山楂·

现代研究表明，山楂是高钾食品。每 100 克山楂含钾量 299 毫克，含钠量为 5.4 毫克，其 K 因子为 55.37，为高 K 因子食物，对高血压有较好的防治作用，临床观察也表明，山楂煎剂用于治疗高血压，有较好的降压效果。山楂所含的胡萝卜素、维生素 C 和维生素 E 等含量均相当高，由于所含的山楂酸、柠檬酸、苹果酸等活性成分，不仅可保护维生素 C 免受破坏，而且可促使其为保护血管细胞发挥更显著的作用，研究人员还发现，山楂的含钙量也较高，且钙指数（即钙/磷比值）＞2，不仅有利于钙的正代谢平衡，而且有助于降低血压。

山楂对心血管系统的疾病有医疗保健作用，国内外用山楂制成各种制剂，治疗高血压、冠心病、高脂血症等均获得了明显的效果。因此，中老年患有心血管系统疾病者可经常服食山楂及其制品，以增强机体的防御功能。

· 红枣 ·

现代研究表明，红枣具有防治高血压的作用，每100克干红枣含钾量高达524毫克，含钠量仅为6.2毫克，K因子为84.52，远高于有效防治高血压的界定值范围（K因子≥10）。经常服食红枣煎剂有助于降低血压。在每年鲜枣上市的季节，食用鲜枣会有更好的效果。每100克鲜枣含钾375毫克，含钠量却仅有1.2毫克，其K因子为312.50，远远高于有效防治高血压的界定值范围。中老年人每日泡杯红枣茶吃，可防病强身，益寿延年。千百年来，民间广为流传的“每日吃三枣，终生不显老”的谚语，不仅十分有道理，而且贴切地表达了红枣的保健价值。每100克红枣含维生素C高达243毫克，这在果品类食物中是极少见的。而且，含维生素P（即芦丁）极高，每100克红枣食部含芦丁量高达3300多毫克，为众果品之冠，所以，红枣又有“芦丁干果”的美称。维生素C和维生素P有改善人体毛细血管的功能，对防治心血管疾病有重要作用。红枣中维生素C和维生素P具有结合态势，可协同发挥作用。因此，对中老年高血压患者来说，服芦丁片不如吃红枣得益多，经常服食红枣不仅有助于降低血压，而且可以防止高血压脑病、脑出血、脑卒中的发生。

· 核桃仁 ·

核桃仁为高钾食品。以核桃仁干品为例，每100克核桃仁含钾量高达385毫克，含钠量为6.4毫克，其K因子（钾/钠比值）为60.15，已大大超过防治高血压的有效界定值范围。核桃仁所含锌、铬、锰、铁等微量元素都比较丰富，在降血压以及保护心、脑血管等方面具有一定的作用。核桃仁出油率高的可达75%以上，一般在60%左右，其中主要含不饱和脂肪酸，饱和脂肪酸（以S代表）可使血胆固醇增高，多价不饱和脂肪酸（以P代表）可使血胆固醇降低。P/S值越高，对降低血胆固醇和预防动脉粥样硬化越有价值。在植物油中核桃油的P/S值最高（见下表）。高血压合并动脉粥样硬化症患者常年适量服食核桃仁及其制品是大有裨益的。

各种食物P/S比值

食物	P/S	食物	P/S
猪油	0.2	黄油	0.1
瘦猪肉	0.4	羊肉	0.29
豆油	4.24	花生油	1.89
芝麻油	3.73	葵花子油	4.42
菜子油	4.78	亚麻仁油	10.0
核桃油	12.0		

注 P/S=多不饱和脂肪酸/饱和脂肪酸

·柿子·

柿子营养价值很高，享有“果中圣品”之誉。

中医学认为，柿性味甘，涩、寒。功能润肺生津、清热止血、涩肠健脾。主治肺热咳嗽、脾虚泄泻、咯血便血、尿血、高血压、痔疮等。柿子及其经过加工而成的柿饼均属高钾低钠食品，经常适量服食，对高血压均有较好的防治作用。但便秘者最好少吃。

·草莓·

草莓性凉味甘酸，无毒，具有润肺生津、清热凉血、健脾解酒、降低血压等功效。草莓所含的营养物质易为人体吸收，是老、幼、病、弱皆宜的滋补果品。草莓对肠胃和贫血等病具有一定的滋补调理作用。

草莓除了可以预防维生素C缺乏外，对防治动脉硬化、冠心病、脑出血等均有较好的功效。草莓中的维生素对改善便秘和治疗痔疮、高血压、高胆固醇等均有一定的效果。

· 枸杞子 ·

枸杞子亦称杞子，异名枸茄子、血杞子、枸杞豆等，为茄科落叶灌木植物枸杞或宁夏枸杞的成熟果实。其嫩茎及叶苗俗称“枸杞头”，可做蔬菜。枸杞头在南京是家喻户晓的“八大野菜”之一，一直享有“野蔬珍品”的美名。枸杞可谓全身是宝，集食疗、药用、养生、观赏于一体，备受历代文人学士和平民百姓的喜爱。为卫生部公布的药食两用之品。

枸杞子于秋天采摘，既是名贵药材，又是席上佳珍。枸杞子营养丰富，现代中药研究结果表明，枸杞子确实具有降血压的作用，枸杞叶的降压作用也十分明显。

· 猕猴桃 ·

猕猴桃味甘、酸，性寒，具有清热利尿、解热止痛、滋补强身、通淋下石、生津润燥和健脾止泻等功效，适用于烦热咽干、暑热消渴，也可用于防治癌症、高血压、心脏病等症，是不可多得的食疗佳品。猕猴桃维生素C的含量比苹果高出19～33倍，比梨高22～139倍。现代医学研究表明，猕猴桃果汁能防止致癌物质亚硝胺的生成，并能降低血清胆固醇。常食猕猴桃及其制品，对高血压、高脂血症、冠心病、癌症等疾病具有预防和辅助治疗作用。猕猴桃除鲜食外，还可加工成果汁、果酱、果酒、果脯等食用。但慢性肠炎患者不宜食用。

高血压患者宜吃的蔬菜

具有降压、降脂、保护血管作用的蔬菜有芹菜、洋葱、香椿、茼蒿、西红柿、菠菜、茄子、荠菜、冬瓜、南瓜、葫芦、荸荠、萝卜、土豆、芦笋、莴笋、绿豆芽、大蒜、胡萝卜、马兰头、大白菜、油菜、苦瓜等。

·芹菜·

芹菜分水芹和旱芹两种。旱芹食用较多，其香气较浓，又名香芹，因入药较佳，故也称药芹，味甘、苦，性凉，具有平肝清热、祛风利湿、醒脑提神和润肺止咳等功效。经常食用芹菜能降压、安神、醒脑，是高血压、脑动脉硬化患者的优质蔬菜。芹菜中蛋白质和钙、磷、铁、维生素的含量高于一般蔬菜，芹菜中含有丰富的维生素 P，能降低毛细血管的通透性，软化血管，具有降血压和降血脂的作用，用鲜芹菜捣汁加白糖饮用，对高血压有明显的防治作用。

通常人们只是食用芹菜的茎，把叶片和根都弃掉了，其实作为防治高血压的膳食，最好将根、茎、叶一起洗净食用，或者将叶、茎当蔬菜食用，根部洗净后与荸荠一同放入沙锅中水煎饮汤。芹菜的叶和根中维生素 P 的含量也较高。

·芦笋·

现代来研究表明，芦笋中所含天冬酰胺对人体有许多特殊的作用，可提高人体的免疫功能。芦笋所含的丰富的组织蛋白能有效地控制细胞异常生长，使细胞生长正常化。每 100 克芦笋中还含有胡萝卜素 100 微克，维生素 C 45 毫克，其含脂肪量极低。芦笋中的天冬酰胺、黏液质、β-谷甾醇及糖醛衍生物，对治疗心血管系统和其他器质性病变均有效。芦笋还含有大量维生素 P（即芦丁）及甘露聚糖、胆碱、精氨酸等成分，对维护毛细血管的形态和弹性及生理功能有利，对治疗高血压等心血管系统疾病有较好的作用。而且，芦笋是高 K 因子（钾/钠的比值）食品，其 K 因子＞68。高于有效防治高血压的界定值范围（K 因子≥10）。

·苦瓜·

苦瓜味苦、性寒，受到我国历代医学家的重视和关注，在众多的医籍中均有论述，被认为有消暑涤热、益气清心、除热解烦、解毒明目等功效，可清邪热、解劳乏，对风热头痛、心烦易怒、面红目赤、中暑下痢等症均有较好的治疗效果。

现代营养学研究表明，苦瓜为夏季良蔬，营养丰富，其中，维生素 C 的含量在瓜类中是首屈一指的，这对保持血管弹性、维持正常的生理功能以及防治高血压、脑血管意外、冠心病等具有重要意义。特别值得一提的是，苦瓜是高钾食物，每 100 克苦瓜含钾量高达 256 毫克，而含钠量则相对较低，仅为 2.5 毫克，其 K 因子为 102.4。对于高血压患者来说，经常食用苦瓜类高钾食物会有助于机体 K 因子的增高，从而起到降低血压的作用。

·冬瓜·

冬瓜以其特有的清热祛风、消痰利湿、解毒宽胸、舒心益颜等功效，极受人们的宠爱。冬瓜由外及里，从粉霜、瓜皮、肉质层，到瓤及瓜子都可入药，甚至藤、叶和花都具有较好的药用价值。

冬瓜为高钾低钠的食物，每 100 克冬瓜含钾 78 毫克，含钠仅 1.8 毫克，两者相比，其 K 因子为 43.33，大大超过 10，对高血压患者具有明显的降压功效。以每日进食 500 克冬瓜计算，可给人体净增 381 毫克的钾，这对促使人体排钠、利尿、降压，改善机体的钾/钠比值，无疑有明显的作用。现代药理研究表明，冬瓜每100克所含脂肪量极微，仅为0.2克，而且，冬瓜所含成分中的丙醇二酸可抑制糖类物质转化为脂肪，能有效地防止人体内（包括动脉、静脉、毛细血管等组织细胞在内）的脂肪沉积和堆积，有助于增强血管功能，减少外周阻力，从而起到降低血压的治疗作用。医学研究还表明，冬瓜含维生素量较高，以与保护和维护血管正常生理功能直接相关的胡萝卜素、维生素C为例，每日进食500克冬瓜，机体可获得胡萝卜素400微克、维生素C 90毫克，加上冬瓜的钙指数为1.58，又有助于钙的吸收，因此，冬瓜是防治高血压的佳品菜。

· 茄子 ·

茄子的原产地在东南亚的缅甸和南亚的印度一带，自晋朝以后经越南等地传入我国。

茄子不仅营养丰富，而且有很高的药用价值。现代医学研究表明，茄子的营养价值可与番茄媲美，除维生素A、维生素C含量低于番茄外，其余各类维生素以及铁、锰、锌和糖类，都非常接近，其含钙量远大于番茄，是其5.5倍。

现代营养学研究表明，茄子的K因子为21.25。高血压患者经常食用茄子，可补充机体必需的钾，并促使钠的排泄，从而使血压下降。此外，茄子特别是紫茄，每100克所含维生素P可高达700毫克，它的特殊功能是可以降低人体毛细血管的脆性和通透性，增强毛细血管和体细胞间的黏合力，并增强修补能力，使毛细血管能保持正常状态，并可使其弹性和生理功能得到加强，有防止血管破裂出血的作用。所以，茄子是强化血管功能的食物，被人们誉为“心血管之友”。临床观察也表明，常吃鲜茄子或茄子干燥后研粉内服，对高血压、动脉粥样硬化症、脑出血、眼底出血等病症均有疗效。

·西红柿·

西红柿味甘、酸，性微寒，具有生津止渴、健胃消食、凉血平肝和清热解毒等功效，适于高血压、眼底出血、高脂血症、冠心病等患者食用。现代研究表明，西红柿营养丰富，它所含的葡萄糖、有机酸易被人体直接吸收。维生素C含量丰富，而且由于有机酸的保护，不易因加热而遭到破坏。西红柿中的西红柿素有助于消化、利尿作用，可改善食欲。西红柿中的黄酮类物质有显著的降血压、止血、利尿作用。西红柿中无机盐的含量非常高，属高钾低钠食品，有利于高血压的防治。西红柿中的B族维生素含量非常丰富，且含具有保护心脏和血管、防治高血压的重要物质芦丁。因此，西红柿是高血压、冠心病患者的食疗佳品。西红柿既可当水果生食，也可当蔬菜炒煮、烧汤佐餐等。

·胡萝卜·

胡萝卜具有健脾消食、下气止咳、清热解毒和养肝明目的功效。现代研究证明，胡萝卜有降压、强心、抗炎和抗过敏等作用，是难得的果、蔬、药兼用之品，因而有“价廉的小人参”之称。胡萝卜富含胡萝卜素，每100克中约含4.8克胡萝卜素，是土豆、芹菜、苹果、柑橘的数倍。现代研究表明，常食胡萝卜能改善微血管功能，降低血脂，增加冠状动脉血流量，具有降血压、降血糖、强心等作用，对高血压、冠心病、糖尿病、脑动脉硬化患者均有益。胡萝卜中的琥珀酸钾盐是降低血压的有效成分，高血压患者饮胡萝卜汁可使血压迅速降低，所以，高血压患者宜多吃胡萝卜。但过多食用胡萝卜会出现皮肤发黄、恶心、厌食、乏力等，常被误认为得了肝炎，停食胡萝卜后症状会很快消失。

· 黑木耳 ·

黑木耳味甘、性平，具有补气益智、滋养强壮、补血活血、凉血止血、滋阴润燥和养胃润肠等功效，适用于高血压、崩中漏下、贫血、失眠、慢性胃炎等多种疾病，也是健康人常食的滋补品。黑木耳含丰富的蛋白质、无机盐和维生素，其中蛋白质不仅含量高，而且容易被人体吸收，又含有 8 种人体必需的氨基酸，这是其他蔬菜、水果都无法相比的。

现代研究表明，黑木耳属高钾低钠食品，高血压患者食用有益。黑木耳中的一类核酸物质可显著降低血中胆固醇的含量。黑木耳能抑制血脂的上升，阻止心肌、肝、主动脉组织中的脂质沉积，可明显减轻或延缓动脉粥样硬化的形成；同时，黑木耳对血小板的凝集有抑制作用，其所含的腺嘌呤核苷可减少老年人高血压诱发脑血栓的可能性。因此，黑木耳是高血压、冠心病、高脂血症的保健食品。

· 蘑菇 ·

蘑菇味道鲜美，营养丰富，被世界上公认为高蛋白、低脂肪、低热量、高维生素的保健食品。蘑菇性味甘、平，具有补气益胃和润燥透疹等功效。适宜于高血压症、高脂血症、食欲缺乏、体虚乏力等。现代医学研究表明，蘑菇提取液可降低血糖及血清中胆固醇的含量，有预防动脉硬化、血管变脆的作用。

· 香菇 ·

香菇味甘、性平，具有健脾益胃、补气健身和降脂、降压等功效，近年来发现香菇还有抗病毒、抗癌等作用。香菇中的脂肪以不饱和脂肪酸为主，且80%以上是亚油酸，它是香菇降压、降脂、防治动脉粥样硬化的重要物质。香菇中含有的香菇嘌呤等核酸物质能促进胆固醇的分解和排泄，连续食用能降低胆固醇及甘油三脂。另外，香菇属高钾低钠食品，对稳定、降低血压，保护血管也十分有益。因此，高血压、动脉粥样硬化，年老体弱及肿瘤等患者，宜常食香菇。

· 银耳 ·

银耳滋润柔软，洁白舒心，营养丰富，味道鲜美，是独具特色的食用菌，因其富含黏液质，对人体有极好的养益作用，几千年来，一直被视为珍贵的滋补品，素有“菌中明珠”的美称。银耳中所含的银耳多糖等活性成分，经药理研究证实，可增强机体的非特异和特异性免疫功能，有扶正固本的作用，能提高肝脏的解毒功能，起到保护肝脏的作用。现代医学研究表明，银耳能改善肾功能，可降低血胆固醇的含量，具有较好的防止动脉粥样硬化的作用，并可增强血管的正常生理功能，促进血液循环，有助于降低血压。

· 海带 ·

海带不仅可供食用，而且具有很高的药用价值，并可提取褐藻胶、甘露醇等重要原料，还可提制氯化钾等药用物质。

现代医学研究表明，海带具有降压、强心和抗动脉粥样硬化的作用。海带所含的营养成分十分丰富，其含磷量也极高，钙指数（即钙/磷的比值）为6.69，远远高于1.50的钙指数值，经常服食海带可增加机体对钙的吸收，有助于降低血压。实验研究发现，降低膳食中钙的含量能引起血压的升高，一贯低钙的膳食，是造成高血压的重要原因之一。现代药理研究显示，海带所含的海带氨酸具有降压作用，用海带氨酸单枸橼酸盐给麻醉兔静脉注射，可使其血压短暂下降，且此作用不被阿托品阻断；海带氨酸单盐酸盐亦能降压，对离体兔心脏有轻度兴奋作用。

·洋葱·

洋葱不但含有丰富的营养，而且有较高的药用价值，洋葱有杀菌、祛痰、消炎、利尿、发汗、降压、抗癌、强身等特殊功效。

现代医学研究证实，洋葱具有很好的降压作用。洋葱含钾量很高，每100克洋葱含钾量达147毫克，比含钠量高得多，其K因子为33.41，是典型的高钾食物。日本民间早有食用洋葱降压的方法，常服洋葱可使血压长期稳定在正常范围内。

据近代医学研究发现，洋葱含有的前列腺素A，能直接作用于血管，使血管舒张，减少外周血管和心脏冠状动脉的阻力，并且，对儿茶酚胺等升压物质有拮抗作用，从而促使血压下降。动物药理实验表明，洋葱所含的活性成分可促进肾脏排尿和促进钠盐排泄，并可调节体内肾上腺素神经介质释放，使血压下降。

·大蒜·

大蒜，别名胡蒜、蒜头等。性味辛、温。功能温中行滞，解毒杀虫。现代医学研究发现，大蒜除含有蛋白质、脂肪、糖类、多种维生素、胡萝卜素、钙、磷、铁外，还含有大蒜辣素、硫醚化古物、芳樟醇等成分。

现代营养学研究表明，大蒜的含钾量远比其含钠量要高得多，白皮大蒜每100克含钾362毫克，含钠19.6毫克，K因子为15.41；紫皮大蒜每100克含钾437毫克，含钠8.3毫克，K因子为52.65，同属高钾低钠食品。据报道，德国科学家用大蒜治疗80例高血压患者，血压都获得稳定下降。英国的医学专家宣称，大蒜所含有的活性成分具有溶解体内淤血的能力，可用以治疗高血压伴有冠心病、冠状动脉血栓症等。还有研究发现，冠心病患者服用大蒜油5个月，胆固醇可降低10%，甘油三脂可降低21%。糖尿病患者容易并发冠心病和脑血栓，大蒜素则能降低血糖，所以，它对冠心病和血栓的形成有预防作用。大蒜还由于含有一种配糖体而具有降压作用。

国外的一项研究显示，中等至严重程度的高血压患者，连续12周每日食用大蒜，血压就能降至正常水平。专家们建议，高血压患者可在每日早晨空腹吃1～2个糖醋蒜头，会有稳定的降压效果。

·菠菜·

菠菜性味甘、寒，生用能清热润肺、凉血化淤；熟用能健脾开胃，止泻固精。中医视菠菜为良药，认为菠菜能生血、活血、止血、化淤。临床实践证明，常食菠菜能和血通络、益血润肠、调中下气。现代医学研究表明，菠菜含有蛋白质、脂肪、糖类、粗纤维、钙、磷、铁、锌、胡萝卜素、维生素A、B族维生素、维生素C、维生素E等多种营养成分。

我国民间常有人取新鲜菠菜洗净，放入开水中烫2～3分钟，取出切碎后，用少许香油、精盐、味精拌食，用来治疗高血压、头晕、头痛、目赤、烦躁、便秘、痔疮出血等症。

·腐竹·

腐竹中维生素E的含量很高，这对增强毛细血管功能、改善微循环、防止动脉粥样硬化和抑制血栓形成都具有重要的意义。

腐竹含有丰富的蛋白质和脂肪，所含脂肪中的不饱和脂肪酸易为人体吸收，并可与体内胆固醇结合转变为液态，随尿排出体外，从而降低体内胆固醇的含量。

因此，腐竹被专家们推荐为高血压合并动脉粥样硬化症患者的健康食品。对于中老年高血压患者来说，经常适量服食腐竹以及由其烹饪制作的菜肴、食品大有裨益。

高血压患者宜食的其他食物

具有降压、降脂、保护血管作用的食物还有玉米、小米、燕麦、薏仁、大豆、绿豆、豌豆、黑豆、扁豆、豆腐、坚果、兔肉、海参、淡菜、海蜇、紫菜等。

・玉米・

玉米味甘、性平，具有调中开胃、益肺宁心、清湿热和利肝胆的功效。适用于尿路感染、慢性肾炎、尿路结石、胆囊炎、肝炎、黄疸、自汗盗汗、高血压、高脂血症、慢性鼻炎、肠炎等。

玉米的营养较为丰富，含有蛋白质、脂肪、淀粉、维生素 B_1、维生素 B_2、维生素 B_6、维生素 A、维生素 E、胡萝卜素、纤维素以及钙、磷、铁等。据研究表明，玉米所含的脂肪为精米、精面的 4～5 倍，而且富含不饱和脂肪酸，其中 50%为亚油酸，亚油酸可抑制胆固醇的吸收。玉米油是一种良好的药物，长期食用可降低血中胆固醇的含量，软化动脉血管，是高血压、冠心病、肥胖症患者和老年人的理想食用油。

现代研究表明，多食玉米可预防高血压、冠心病、心肌梗死的发生，并具有延缓细胞衰老和脑功能退化的作用。在我国的一些地区和西方发达国家，玉米曾一度在餐桌上被排除，由于发现玉米对高血压、冠心病、动脉硬化等有良好的防治作用，目前在许多欧美国家玉米又备受青睐，并已成为一种热门的保健食品。

玉米作为高血压患者的优质食品，由于和中、开胃、利尿、清湿热的作用显著，对脾虚肝旺型、痰浊内蕴型高血压患者尤为适宜。为了降低和稳定血压，高血压患者不仅可多吃玉米面、玉米油，也可用玉米须煎汤代茶饮。但是，由于玉米缺少一些必需的氨基酸，故不宜单独长期食用，可与豆类、小麦等混合食用，以提高其营养价值。

·黄豆·

黄豆味甘、性平，具有健脾宽中、润燥利水和活血解毒等作用。黄豆的营养成分比较齐全，具有很高的营养价值。除含有丰富的蛋白质和脂肪外，还含有丰富的卵磷脂和钙、铁、磷、维生素 B_1、维生素 B_2、维生素 E、维生素 A、叶酸、烟酸、大豆黄酮苷等营养成分。黄豆中蛋白质含量为 35%～40%，脂肪含量为 15%～20%，以不饱和脂肪酸居多，有降低胆固醇、软化动脉血管等作用，所以被营养学家推荐为防治高血压、冠心病、动脉粥样硬化等疾病的理想食品。黄豆作为高血压患者的优质食品，具有健脾宽中、润燥利水、活血解毒的功效，所以痰浊内蕴型、淤血阻络型、脾虚肝旺型高血压患者尤为适宜。黄豆中含有一种胰蛋白酶抑制素，会影响人体内胰蛋白酶的消化作用，所以整粒黄豆难以消化，经过加工的豆制品，破坏了这种物质，就比较容易消化了，因此，食用黄豆应以豆制品为主，如豆腐、豆浆、豆芽、豆腐干等。

·豌豆·

现代研究表明，豌豆的 K 因子很高。以新鲜豌豆为例，每 100 克豌豆含钾 332 毫克，含钠仅 1.2 毫克，其 K 因子为 276.67，为所有可食蔬菜中的第一名，即使是干豌豆，其 K 因子也高达 145.24。可见，豌豆无论是鲜品，还是干品，其K因子都大大超过有效降压作用的界定范围（K因子≥10）。现代食疗专家赞誉豌豆为“降压佳豆”。豌豆苗的含钾量也较高，每100克豌豆苗含钾174毫克，含钠26.3毫克，其K因子为6.62。因为人们一般食用豌豆苗的量较大，若以500克为例，服食后就会给机体净增钾含量（即扣除钠含量因素）738.5毫克，这样可明显改变机体的钾/钠比，从而有助于降低血压。豌豆（包括鲜品、干品）所含的胡萝卜素、维生素B_1、维生素E以及维生素C等成分的量都较高，这对保护血管的正常生理功能具有重要的意义。因此，患有高血压或有血压升高，出现头痛、心烦、脉弦数或脉滑的患者，经常服食以豌豆及其制品烹饪制作的菜肴、汤羹，是大有裨益的。

·绿豆·

绿豆是一种低脂肪的高营养食品。现代研究表明，绿豆是很好的高钾食物，不仅含钾量高，而且K因子高，每100克绿豆含钾量高达787毫克，含钠量为3.2毫克，其K因子达245.94，具有很好的降压作用。绿豆具有清热解毒、消暑利水、益气除烦、养心去风的功效，这对防治高血压具有重要的意义。绿豆还含有大量的维生素E，每100克含维生素E高达10.95毫克，对血管的正常功能具有较强的保护作用；并且，所含微量元素铁、锰、锌、铜、硒都相当高，不仅可增强血细胞的活力，而且可改善血液黏滞度，使血液循环的阻力减少，从而起到降低血压的作用。

·黑芝麻·

现代医学研究发现，黑芝麻所含的维生素E特别高，每100克芝麻含维生素E高达50.4毫克，为谷、果及蔬菜类食品之冠，有“维生素E宝库”的美誉。维生素E是脂溶性抗氧化剂，它对细胞组织（包括血管、毛细血管等）的类脂膜结构具有很好的保护作用，不仅使血管弹性增加，而且可使血液循环运行正常，其降压作用是不可忽视的。黑芝麻的含钙量相当高，每100克食部含钙量可高达780毫克，含磷量为516毫克，钙指数（即钙/磷之比值）为1.51，不仅有利于人体吸收，而且可以补充机体所需的钙，由于补钙可促使血压下降，所以，钙是控制高血压的一个重要的营养元素。由此可见，黑芝麻具有活血润脉、益气降压的功效。此外，黑芝麻与白芝麻的作用相似，功效相当，常可互相替代。

·花生·

花生性味甘、温，具有补肺润燥、健脾养胃等作用。

现代医学研究表明，花生中含有诸多降低血压和防止血压升高的成分。同时，花生因具有增强记忆力，延缓人体细胞衰老的作用，赢得了“长生果”的美誉，被人们视为养生保健的佳品。

花生中的糖类为复合糖，可以促进肠道蠕动，有利于胆固醇的排泄，而所含的植物性脂肪又不会引起血压升高。临床观察发现，民间用醋浸泡花生米1周以上，每晚服7～10粒的验方，可使高血压患者的血压显著下降，有的甚至能接近正常水平。

需要注意的是，花生属高脂肪、高热能食品，所以宜常食，但不宜多食。花生中所含的油脂成分具有缓泻作用，需要大量的胆汁来消化，因此，高血压患者如果有脾虚便溏、患急性肠炎和痢疾者，以及胆囊切除者，均不宜常食花生。

·燕麦·

燕麦性味甘、平，具有补益脾胃、滑肠催产和敛汗止血的功效。近年来，一些研究表明，在燕麦中含有对人体极其有益的亚油酸，每

50克燕麦中，含有的亚油酸相当于10粒“脉通”药物的含量，所以，燕麦有抑制胆固醇升高的作用。

据报道，有20多家医院经过5年时间的临床研究，对800名高血脂患者进行试验观察，证明燕麦对高脂血症有令人满意的疗效，其作用不亚于临床应用的降血脂药“冠心平”，且无化学药物的毒不良反应。

·牡蛎·

牡蛎肉富含微量元素锌，每100克鲜牡蛎肉含锌量高达9.39毫克。牡蛎壳的含锌量也相当高，食用牡蛎肉或牡蛎壳可增加机体的含锌量，改变机体的锌/镉比值，降低并减少有害微量元素镉对人体的危害，可有效地控制和阻断镉所致的高血压，有利于改善和防治高血压，防止高血压脑病（如脑出血、脑血栓）的发生，或缓解其临床症状。

现代中医药学研究认为，牡蛎壳属祛病延缓衰老药，由于它可平衡阴阳，所以有利于抗老防衰，防病益寿。补钙降压是防治高血压的重要措施之一。老年人钙、磷代谢失衡者多见，又常有明显的缺钙现象，而牡蛎壳含钙量较高，因此，运用牡蛎补充钙质，不仅对调整老年人内环境的动态平衡有益，而且有助于降低血压。

·虾皮·

虾皮是含钙量很高的食物，每100克虾皮含钙量高达991毫克，这是一般食物或食品所无法比拟的，而且钙指数（即钙/磷的比值）大于1.50，易被人体吸收利用。现代药理研究证实，机体缺钙或降低日常膳食中钙的摄取量，会导致血压升高。钙是控制高血压的一种重要物质。日本学者森幸男教授研究发现，适当进补含钙量多的食物，可使高血压下降，并能防治脑血管意外的发生。中医从补益肝肾出发，选择对肝肾有滋补作用的食物治疗高血压，这与西医通过补钙促使高血压患者的血压下降有异曲同工之妙。

医学专家建议，高血压患者（尤其是进入中老年时期的人）应在日常膳食生活中，重视补给人体易于消化吸收的钙含量高的食品，以调节和维持正常的血压状态。因此，选择含钙量高的虾皮，无疑是很合适的。在食疗应用中，必须注意，虾皮虽有一定的药用价值，但容易导致过敏，因此 有过敏性皮肤病及哮喘病者慎服。

· 鱼类 ·

鱼是高血压患者食用的最佳动物食品之一，鱼是人脑的粮食，吃鱼能防治心脑血管病症。鱼类能提供机体多种维生素和矿物质，特别是钙、锌、碘、铁、锰等元素有助于血压保持在正常的健康状态。鱼肉中含有特殊的多链不饱和脂肪酸可预防动脉硬化、降低血脂、促进血液循环、抑制血小板凝集、减少脑血栓的形成和心肌梗死等。塘鱼、河鱼、湖鱼、海鱼，均有食疗价值，间隔地吃些海鱼更好。鱼肚中的鳔等洗净可一同煮食。尤其值得一提的是，覆盖在带鱼身上的银白层并非鱼鳞，有文献报道，它是一层油脂，含有的不饱和脂肪酸比鱼肉还高。

墨鱼和章鱼，含有牛磺酸和锌等物质，牛磺酸对因压力引起的高血压有防治作用。牛磺酸是鱼及贝壳类所含的一种氨基酸，在金枪鱼等鱼类的黑色肉体部分中以及牛、猪的内脏中也有少量存在。以前由于这些鱼及贝壳类胆固醇较多，所以人们敬而远之，由于近年来的研究中发现牛磺酸对高血压有特效，所以被重新认识。

对于患高血压的人来说，压力、抑郁、烦躁等情绪引起精神紧张是很不好的，但是，各种现实因素导致的精神紧张对谁来说都不可能摆脱，要缓解这些就首推牛磺酸。牛磺酸不仅能抑制交感神经的紧张，而且有抑制去甲肾上腺素的分泌的作用，而这种激素在有压力时会分泌出来使得血压上升，对现代人中许多不能很好地降低高血压以及减盐的人来说，牛磺酸可以说是一种比较理想的降压药品。

·蜂蜜·

蜂蜜中含有果糖、葡萄糖、蔗糖、多种维生素、多种矿物质、多种微量元素等营养成分。蜂蜜性味甘、平，具有润肺、补中、缓急、解毒和润肠通便的功效。现代医学研究表明，常食蜂蜜可促进人体组织的新陈代谢，增进食欲，改善血液循环，恢复体力，消除疲劳，增强记忆。蜂蜜还具有降血压、防止血管硬化、扩张冠状动脉、消除心绞痛的作用。

生活指南

问：高血压患者饮茶好吗？

答：经临床发现，饮浓茶可使血压升高，这与茶叶中含有的咖啡碱活性物质有关。日常生活中有些人饮茶后头晕、头痛，这很可能是血压升高的缘故。

因此，饮浓茶与吸烟、饮酒和饮咖啡一样，是引起血压升高不可忽略的因素，尤其是饮茶量大且爱饮浓茶的人群。

据有关研究表明，在各类茶叶中绿茶含咖啡碱量少，而含茶多酚较多，后者有消除咖啡碱的作用。因此，患有高血压患者适当饮些绿茶还是可以的，但不宜过浓、过多。

问：高血压患者可以吃鸡蛋吗？

答：反对吃鸡蛋者主要认为鸡蛋含胆固醇过多，易引起血管硬化。事实上，人体中胆固醇大部分是体内合成，食物只影响体内胆固醇含量的30%。

从鸡蛋的胆固醇含量看，每百克鸡蛋含胆固醇680毫克，1个50的克鸡蛋含胆固醇340毫克。按吸收率为50%～70%计算，只有170～238毫克胆固醇进入血液。人体血中胆固醇的正常值是每百毫升含110～230毫克，对高血压患者来讲胆固醇含量最好控制在300毫克以下。

吃1个鸡蛋可使每100毫升血胆固醇增加7～9毫克，对血中胆固醇含量的影响并不大。而且，鸡蛋的营养价值较高，其中所含的卵磷脂还有促使胆固醇脂化，促进其排出的作用。

因此，没有必要把鸡蛋排斥在餐桌之外，每日吃一个是无妨的。

·醋·

醋是以米、麦、高粱、酒糟等为原料酿制而成的酸味液体，是人们日常生活中不可缺少的调味品。醋味酸、苦，性温，具有活血化淤、开胃消食、消肿软坚、化淤破结、解毒杀虫和治癣疗疮的功效。适用于消化不良、感冒、高血压、动脉硬化、寄生虫病、晕厥及外用于癣疮等。

醋在日常生活中用途很广，有人说醋是营养的“强化剂”，在烹调菜肴时加点儿醋，可以使食物中的水溶性维生素的化学结构稳定，不易因烹煮而破坏，从而保护了食物中的营养成分。烧鱼、烧排骨时放些醋，可使肉烂骨酥，其中钙、磷也易溶解在汤里被人体吸收。

醋除了在调味上有很高的食用价值和保护营养、促进吸收外，还有很好的防病治病作用。食醋可调节血液的酸碱平衡，维持人体内环境的相对稳定；可预防衰老，抑制和降低人体衰老过程中过氧化物的形成；可扩张血管，有利于降低血压，防止心脑血管疾病的发生。

现代医学临床证实，用醋泡花生米，每日少量食用，可降低血压，软化血管，减少胆固醇的沉积，是预防心血管疾病的良药。

高血压的配餐及药膳

高血压的配餐菜谱

海带爆木耳

【原　料】水发黑木耳 250 克，水发海带 100 克，蒜 1 瓣，葱花适量，调料适量。

【做　法】

❶ 将海带、黑木耳洗净，各切丝备用。

❷ 将菜油烧热，爆香蒜、葱花，倒入海带、木耳丝，快速翻炒，加入酱油、精盐、白糖、味精等调料，淋上香油即可。

【功　效】安神降压、活血化淤，适用于高血压患者。

红白焖兔肉

【原　料】红枣 100 克，白芍药 30 克，兔肉 750 克，混合油 20 毫升、鲜红椒、黄酒、姜片、蒜瓣、八角、桂皮、精盐、酱油、葱白、味精各适量。

【做　法】

❶ 将红枣洗净，去核，放冷水中浸发。

❷将白芍药洗净，煎取药汁 50 毫升备用。

❸ 将兔肉洗净，沥干水，剁成小方块，入沸水锅内，烧沸，倒入适量姜、葱、黄酒入锅，撇去浮沫，倒入漏勺捞出，用凉水冲洗，沥干水。

❹ 热锅将油烧至六成热，下桂皮、八角、姜片、兔肉、红枣肉，入锅翻炒，兔肉变色时加入酱油、精盐、鲜红椒、黄酒再煸炒，兔肉上色后，入葱白、清汤、味精焖至收汁时即成。

【功　效】健脾益气、养肝活血。适用于肝阳不足、脾肾气虚的高血压患者。

天麻鱼头

【原　料】花鲢鱼头 1 个（带 1 段鱼肉，约重 600 克），天麻 5 克，瘦肉、冬笋、熟火腿、水发口蘑、水发海米、菜心、鸡汤、香菜段、葱丝、芝麻、碘盐、料酒、鸡精、米醋、白胡椒面、姜各适量。

【做　法】

❶ 将天麻用水洗净，切成薄片，用白酒浸泡，得天麻酒液 20 毫升，浸泡后的天麻片留用。将鱼头去鳃洗净，放入七成热油中稍炸，捞出控油。瘦肉、冬笋、火腿都切成片。

❷ 锅内放油少许烧至五成热时，放入拍松的姜稍炸，放入瘦肉片煸炒，烹入料酒、米醋，再加入鸡汤、芝麻、碘盐、鸡精、白胡椒面，调好口味，烧开后倒入沙锅内，把鱼头、冬笋片、火腿片、口蘑片、海米都放入锅内。

❸ 汤烧开后撇去浮沫，加入天麻酒液、天麻片，加盖，用小火炖 15 分钟。加入菜心，拣出姜片，再炖 5 分钟，端下沙锅撒上葱丝和香菜段即成。

【功　效】天麻有平肝、熄风及祛风湿等功效，鱼头含胶质最多，含有卵磷脂及脑后垂体素，能改善记忆力。适用于高血压患者。

八宝莲子

【原　料】水发莲子 150 克，糯米 150 克，薏仁 50 克，红枣 100 克，橘饼 40 克，青梅 40 克，冬瓜条 40 克，桂圆肉 40 克，白糖 200 克，桂花酱 5 克，湿淀粉 5 克，花生油 25 毫升。

【做　法】

❶ 将糯米、薏仁分别淘洗干净，分放在两个碗内，糯米加水（150 毫升）、薏仁加水（10 毫升），一起入笼蒸熟取出。红枣洗净去核，与橘饼、青梅、冬瓜条、桂圆肉均切成 1 厘米见方的丁，分别用沸水汆过。莲子也用沸水汆过。

❷ 将莲子放入碗内，摆成蝴蝶形状，周围用红枣、橘饼、青梅、冬瓜条、桂圆肉分层围好，然后把蒸好的薏仁放入碗内摊平；糯米加熟花生油、桂花酱（3 克）、白糖（150 克）拌匀，倒在薏仁上摊平。

❸ 碗入笼蒸透后取出，翻扣在盘内；将汤勺刷干净，放在微火上，加入清水（50 毫升）、白糖、桂花酱烧沸，用湿淀粉勾芡，浇在盘内即成。

【功　效】理气化痰、利尿排毒。适用于高血压患者。

山楂肉片

【原　料】山楂片 100 克，荸荠 50 克，猪腿精肉 250 克，植物油 20 毫升，鸡蛋 2 个，味精、精盐、黄酒、姜末、葱花各适量。

【做　法】

❶ 将山楂片洗净，分两次煎液，文火浓缩至 100 毫升。

❷ 将猪腿精肉洗净，切薄片状，用鸡蛋清和适量淀粉拌匀上浆。

❸ 将荸荠洗净，去外皮切片。

❹ 油锅倒油烧至六成热。将肉片下油锅炸至浮起，呈黄白色时，加荸荠片熘炒，再入山楂片焖熟，入黄酒、葱花、姜末翻炒出香味，加精盐、味精，再炒几遍即可。

【功　效】滋补肝肾、泄浊降压。适用于各类证型的高血压。本菜有较好的降脂作用，对高血压合并高脂血症、冠心病有一定的防治作用。

马兰头拌海带

【原　料】马兰头 200 克，海带 100 克，香油 10 毫升，红糖（或白糖）15 克，蒜泥、食盐、食醋、味精各适量。

【做　法】

❶ 将马兰头（全草）拣杂洗净，放入沸水中焯至色泽泛青，柔软时捞出沥干。

❷ 将海带先用温水浸泡 2 小时，待变软后，洗净泥沙，用沸水焯 10 分钟，然后切成小块状或丝状。

❸ 将马兰头与海带一起置于盆内，放入食盐和食醋搅匀，5 分钟后淋上香油，撒上味精和糖蒜泥，反复拌匀即可。

【功　效】清肝泄热、调心和血。适用于肝肾阴虚、肝阳上亢所致的高血压患者。

鸭肉煮海带

【原　料】鸭肉 250 克，海带 200 克，姜、精盐、味精各适量。

【做　法】鸭肉洗净切块，海带切碎，同放于沙锅中，加水 500 毫升，烧开后，撇去浮沫，加入姜片和精盐，炖至酥烂，加入味精调匀。分 1～2次趁热食用。

【功　效】凉血清热，补益中气适宜于高血压患者。

蒜杞蒸鸭

【原　料】鸭 1 只，大蒜头 100 克，枸杞子 50 克，香油 10 毫升，黄酒、精盐、酱油、红辣椒、大茴粉、味精、姜、葱各适量。

【做　法】

❶ 将鸭开膛，取出内脏，洗净，用少量精盐和酱油、黄酒擦抹鸭全体。

❷ 将大蒜头分瓣，洗净和枸杞同置于鸭胸脯内，用牙签合好，置于碗盆内，上笼蒸熟烂。

❸ 在油锅上将辣椒丝、姜、葱、盐、酱油、大茴粉搅炒成油汁。将出

笼鸭肉（蒜、杞去掉）撕成条状与油汁拌匀即可。

【功　效】清香适味，补益中气、宣窍通络。适用于肾性高血压患者。

糖醋银耳

【原　料】银耳、白糖、醋各适量。

【做　法】先将银耳泡发，去蒂头洗净，再用开水冲洗，掰成小块放入盘内，加入白糖和醋拌匀即成。

【功　效】凉血、清热、消炎。适用于高血压患者食用，也可用于荨麻疹、淤点紫斑者。

枸杞炒虾仁

【原　料】枸杞子 15 克，虾仁 200 克，黄油、葱花、姜末、精盐、味精各适量。

【做　法】

❶ 将枸杞子洗净，用温水浸泡，备用；虾仁冲洗干净，滤干。

❷ 炒锅加热后加植物油烧至七成热，倒入枸杞子与虾仁，加黄酒、葱花、姜末，反复翻炒，待虾仁炒熟后，放入精盐、味精各少许，略炒即可。

【功　效】双补阴阳、滋补降压。适用于阴阳两虚型高血压患者。

玉米须炖蚌肉

【原　料】蚌肉 350 克，玉米须 100 克，葱、姜、料酒、食盐、味精、胡椒面、香油各适量。

【做　法】

❶ 将玉米须洗净后用纱布袋包扎。

❷ 将蚌肉切片，然后同纱布药袋置沙锅内，加入葱丝、姜片、料酒、清水适量，中火炖，待蚌肉熟透，捞去葱、姜、药袋，加入食盐、味精、胡椒面、香油等调料即可。

【功　效】清热解毒、平肝利水。适用于高血压、糖尿病以及尿路感染、急性肾炎水肿等症患者。

玉竹茄子煲

【原　料】玉竹50克，茄子300克，猪瘦肉100克，香油、清汤、黄酒、精盐、味精、蒜泥、葱白各适量。

【做　法】

❶ 将玉竹沸煮两次，取浓汁100毫升。

❷ 将茄子洗净，切成方块，放清水中浸10分钟，在沸水锅内煮软，再入油锅爆炒几遍。

❸ 用沙锅置武火上，放入茄子、猪瘦肉（剁成肉泥）、香油、黄酒、蒜泥及清汤，汤沸汁浓时，倒入玉竹汁，加上精盐、酱油、味精、葱白，文火煲至香熟即可。

【功　效】滋阴解表、清热润肠，适用于高血压阴虚患者兼外感、便秘等病患者。

清炒西瓜皮

【原　料】鲜西瓜皮500克，植物油10毫升，精盐、味精、豆豉各适量。

【做　法】

❶ 将鲜西瓜皮削去翠衣（即表皮），再切成薄片。

❷ 油烧至七成热时，下入西瓜皮，用武火翻炒至呈青色时，加入食盐、豆豉（先用温水浸泡磨匀）汁和味精，再用文火稍焖至熟即可。

【功　效】清热利尿、平肝健脾。适用于肝阳上亢型高血压患者。

天麻焖鲤鱼

【原　料】天麻20克，天南星10克，鲤鱼500克，植物油20克，红辣椒丝、食醋、精盐、酱油、姜片、葱花、味精各适量。

【做　法】

❶ 将天南星洗净，用一小纱袋包好。

❷ 将鲤鱼先抽出背面上的银丝筋，再去鳞、内杂，切成长条形块状，

用少许精盐、酱油、食醋抹匀。

3 将天麻与药袋煮沸30分钟，将药袋拣出不用。

4 将鲤鱼在油锅内走油后，放入天麻汤、姜片、红辣椒丝文火慢焖至熟香，再入精盐、酱油、葱花、味精调味即可。

【功 效】清除痰浊、止熄头风，适用于痰浊中阻型高血压患者。

菊茉炒鸡片

【原 料】鸡胸脯肉250克，鸡蛋2个，菊花3朵，茉莉花70朵，花茶叶15克，小白菜500克，清汤250毫升，精盐、味精、胡椒粉各适量。

【做 法】

1 将鸡胸脯肉去筋膜，切成薄片，用凉水漂洗。小白菜剥去老叶，抽去筋洗净，用热水烫熟再用凉水泡上；将菊花和茉莉花用钢丝串成小串放入沸水内烫泡，取水100毫升（花物捞出不用）备用。

2 取蛋清和适量淀粉与少许精盐和味精调成糊状抹在鸡肉片上，置于火锅上烧沸后离火。

3 把茶叶用沸水泡上，待茶色泌出，取茶叶水50毫升并注入250毫升清汤，下小白菜、食盐、胡椒粉、味精，烧入味，捞出置于菜盆周围。

4 在锅内注入清汤，加入待用花汤再加入适量的精盐、味精，烧沸后放入鸡片稍煮呈香浓味时出锅淋放在小白菜上即成。

【功 效】祛风清热。适用于高血压患者头涨头痛、眩晕发作。

二参牛杜煲

【原 料】西洋参10克，海参300克，杜仲30克，牛膝30克，猪骨汤500毫升，植物油20毫升，香油、精盐、酱油、黄酒、姜片、胡椒粉、味精各适量。

【做 法】

1 将杜仲、牛膝洗净用纱布包好。

2 将海参用水泡发后切片，抹上少许黄酒、精盐、酱油，在油锅内爆炒几遍，与西洋参、药袋、姜片、猪骨汤共入沙锅内，武火煮沸后，文火慢煲至香熟，再加入香油、酱油、精盐、胡椒粉、味精调味即可。

【功　效】益气养血、降压扶正。适用于心气虚弱型高血压患者。

菊麻鱼

【原　料】菊花 30 克，罗布麻 20 克，草鱼 700 克（一尾），植物油 20 毫升，生姜 5 片，精盐、酱油、红辣椒丝、胡椒粉、味精、葱白各适量。

【做　法】

❶ 将菊花、罗布麻洗净，分两次煎取 200 毫升浓液。

❷ 将草鱼去鳞剖洗，切块，抹上少许精盐、酱油，放油锅走油。

❸ 将红辣椒丝炒至断生，放入鱼块和药汁、生姜，文火慢熬至收汁时再入精盐、酱油、胡椒粉、味精、葱白调味即可。

【功　效】清肝祛风、强心利尿。适用于高血压、心脏病患者。

决明牡蛎

【原　料】石决明 30 克，牡蛎肉 150 克。料酒、葱花、姜末、精盐、味精各适量。

【做　法】

❶ 将石决明 30 克敲碎，洗净，放入多层纱布袋中，扎紧袋口，备用。

❷ 将牡蛎肉 150 克洗净，切成片，与药袋同入沙锅内，加入适量的清水用大火煮沸，下入料酒、葱花、姜末，改用小火煲 1 小时，待牡蛎肉熟烂，取出药袋，撒入精盐和味精各少许，调匀即成。

【功　效】平肝潜阳、降火降压。适用于阴虚阳亢型高血压患者。

玉兰炒淡菜

【原　料】净淡菜 250 克，玉兰片、木耳各 15 克，青菜 25 克，葱、姜、黄酒、酱油、味精、淀粉、盐、椒油各适量。

【做　法】

❶ 将前 4 味分别洗净，把淡菜、玉兰片、青菜入沸水中焯一下捞出。

❷ 将油锅烧热，放入葱、姜爆香，放入淡菜、玉兰片、木耳、青菜翻炒片刻，加入黄酒、盐、酱油、味精烧沸，用水淀粉勾芡，淋上椒油即成。

【功　效】益精养血、滋肝健肾。适用于高血压患者服食，也可用于阳痿、妇女白带崩漏者。

海藻煮黄豆

【原　料】海藻嫩藻体 150 克，黄豆 250 克，精盐、味精、葱花、豆油各适量。

【做　法】

❶ 先将海藻嫩藻体洗净切成小段；黄豆去杂洗净。

❷ 将炒锅上火，加油烧热，投入葱花煸香，倒入海藻嫩藻体煸炒片刻出锅待用。

❸ 在锅内加水适量，放入黄豆煮烂，倒入海藻煨至入味，加精盐调味即成。

【功　效】清热解毒、软坚散结、降低血压。适用于高血压患者食用，也可用于单纯性甲状腺肿大、慢性颈淋巴结炎患者。

二决牡蛎炖丝瓜

【原　料】石决明、草决明各 30 克，牡蛎肉 200 克，丝瓜 300 克，植物油 20 毫升，精盐、黄酒、酱油、胡椒粉、蒜瓣、葱花、味精各适量。

【做　法】

❶ 将石决明敲碎，草决明洗净，用多层纱布袋包好。

❷ 将牡蛎肉洗净浊汁，切片，加入少许精盐、黄酒、酱油，在油锅内稍爆几遍，铲出。

❸ 在沙锅内放入适量清汤，将牡蛎肉放入，武火煮沸，放入姜末文火煨煲 1 小时许，放入丝瓜，待香熟时，取出药袋，再入精盐、胡椒粉、葱花、蒜瓣、味精，至汤汁浓时即可。

【功　效】平肝潜阳、降火降压，适用于肝阳上亢型高血压患者。草决明性味咸寒，含有黏液质、蛋白质、脂肪油等；石决明性味咸寒，专入肝经，为清肝泻火、明目之要药，二决同用，对肝阳上亢所至血压升高者，作用甚强。

银耳香菜豆腐

【原　料】银耳 30 克，嫩豆腐 250 克，香菜叶 10 克，精盐、味精、鲜汤湿淀粉、香菜叶各适量。

【做　法】

❶ 将银耳用冷水浸泡，去杂质洗净，放在沸水锅中焯透，捞出，均匀地摆放在炖盘中。

❷ 将嫩豆腐用清水漂洗干净，压碎成泥，加精盐、味精、湿淀粉，搅拌均匀，装入碗中，上面撒香菜叶，上笼蒸 5 分钟左右，取出后均匀放在装银耳的炖盘里，备用。

❸ 将锅置火上，加适量鲜汤，烧沸后加少许精盐、味精，用湿淀粉勾芡，浇在银耳炖盘中即成。

【功　效】滋阴清热、和血降压。适用于阴虚阳亢型高血压患者。

专家连线

问：高血压患者可以吃滋补药膳吗？

答：高血压患者根据需要可适当服用一些补药，因为补药可调节机体平衡，增强免疫力，有利于身体的健康。但要注意应因人因病而异，如凡是用后会引起升压、引起肝阳上亢、引起肝气郁结的补品都不适宜选用。

高血压的配餐主食、粥谱

莲子粥

【原　料】莲子 15 克，糯米 30 克，红糖适量。

【做　法】将上述用料一同放入沙锅中，加水适量煎煮，煮沸后改用小火煮，煮至黏稠为度。

【功　效】补益心肾。适用于高血压、肾精亏虚、耳鸣、眩晕、失眠多梦、腰膝酸软、健忘、脉细无力等症患者。

天麻钩藤粥

【原　料】天麻、钩藤、杜仲、桑寄生、益母草、夜交藤、茯苓各 10 克，石决明 30 克，粳米 100 克，白糖适量。

【做　法】先用水适量煮石决明 30 分钟，再将其他药放入，加水煎煮 30 分钟，去渣取汁，加入洗净的粳米煮粥，粥将熟时加入白糖调匀，稍煮即可。

【功　效】平肝熄风、滋阴清热。适用于高血压，因肝阳上亢而致的头痛眩晕、失眠等症患者。

荷叶粳米饭

【原　料】鲜荷叶两张，粳米 150 克，红枣 10 枚，精盐少许。

【做　法】

❶ 将粳米淘洗干净，倒入沙锅内煮沸 20 分钟。

❷ 将红枣洗净，去核。新鲜荷叶洗净，两张平铺。

❸ 将半熟的粳米饭与红枣、精盐搅匀，然后用荷叶包好，放入蒸笼，文火蒸至荷叶香味溢出即成。

【功　效】活血化淤、清热生津。适用于心肾不交、淤血阻脉、痰浊中阻型高血压以及头晕目眩、食欲缺乏等症患者。

核桃米饭

【原　料】米饭100克，鸡丁50克，核桃仁30克，色拉油30毫升，葱10克。

【做　法】

❶ 将核桃仁用油炸香后装盘备用；鸡丁用油滑透，捞起沥油。

❷ 将葱切花；米饭盛入碗内备用。

❸ 色拉油倒入锅内，用大火烧至六成热时，加葱爆香，再加鸡丁、米饭、核桃仁，翻炒均匀即可出锅。

【功　效】润肠通便、补肾壮阳。适用于高血压以及便秘、阳痿等症患者。

山药绿豆粥

【原　料】山药50克，绿豆30克，粳米100克。

【做　法】

❶ 将山药洗净，刮去外皮，切碎捣成糜糊状。

❷ 将绿豆洗净，温水浸泡片刻，与淘净的粳米同入沙锅，加水煎熬成稠粥，粥将熟时调入山药糊，拌匀，继续煨煮10分钟即成。

【功　效】滋阴补气、清暑降压。适用于各型高血压患者，尤其适宜夏季食用。

绞股蓝粥

【原　料】绞股蓝15克，红枣15枚，粳米100克，红糖20克。

【做　法】

❶ 将绞股蓝拣去杂质，晒干或烘干，研成极细末，备用。

❷ 将红枣、粳米淘洗干净，同入沙锅，加水煨煮成稠粥，加绞股蓝细末、红糖，拌和均匀，改用小火继续煨煮10分钟即成。

【功　效】清热平肝、补虚降压。适用于肝风内动型、肝肾阴虚型高血压患者。

芹菜陈皮粥

【原　料】新鲜芹菜150克，陈皮5克，粟米100克。

【做　法】

❶ 将芹菜择洗干净，除去根头，将芹菜叶及叶柄切成粗末，备用。

❷ 将陈皮洗净后晒干，研成细末，待用。将粟米淘洗干净，放入沙锅，加水适量，大火煮沸后，改用小火煨煮30分钟，调入芹菜粗碎末，拌匀，小火煨煮至沸，加陈皮末，拌匀即成。

【功　效】平肝清热、化痰降脂。适用于各型高血压患者，对痰浊内蕴型高血压尤为适用。

双钩藤马铃薯粥

【原　料】猪骨汤200克，马铃薯100克，粳米50克，双钩藤50克，食盐、姜米、葱花各适量。

【做　法】

❶ 将双钩藤洗净后，用300毫升清水煎煮20分钟，然后过滤取汁。

❷ 将马铃薯洗净去表，切成小条块。

❸ 将粳米淘净，放入沙锅内，加少量清水，用武火煮至开花，即放入马铃薯、双钩藤汁、猪骨汤、食盐、姜米，改用文火慢煮至粥稠时，放入葱花加入白糖即可。

【功　效】平肝熄风、清火消痰。适用于肝阳上亢、肝风内动型高血压患者。

降压决明粥

【原　料】炒决明子25克，白菊花20克，粳米200克，白糖适量。

【做　法】将决明子和白菊花加适量水煎煮两次，首次1小时，第2次半小时，滤取药液；将粳米洗净，加水和药液文火煮成粥即可。

【功　效】清肝、明目、通便。适用于高血压、高血脂、习惯性便秘等症患者。

马齿苋粥

【原　料】鲜马齿苋 150 克，蒲黄粉 10 克，粟米 100 克。

【做　法】

❶ 将鲜马齿苋拣去杂质，洗净，切碎后盛入碗中，备用。

❷ 将粟米淘洗干净，放入沙锅，加水适量，大火煮沸后，改用小火煨煮 30 分钟，加切碎的鲜马齿苋，拌和均匀，继续煨煮至粟米酥烂，待粥将成时调入蒲黄粉，再煮至沸即成。

【功　效】清热解毒、散淤降脂。适用于肝经湿热型脂肪肝及肝火上炎型高血压患者。

玉米须蜂蜜粥

【原　料】玉米须 50 克（鲜品 100 克），粳米 100 克，蜂蜜 30 毫升。

【做　法】

❶ 将玉米须洗净，切碎，剁成细末，放入碗中备用。

❷ 将粳米淘净，放入沙锅，加适量水，煨煮成稠粥，粥将成时调入玉米须细末，小火继续煨煮沸，离火稍凉后拌入蜂蜜即成。

【功　效】滋阴泄热、平肝降压。适用于肝火上炎、肝阳上亢型高血压患者。

银耳粥

【原　料】银耳 20 克，红枣 15 枚，粳米 100 克。

【做　法】

❶ 将银耳用冷水浸泡后洗净，撕开，放入碗中备用。

❷ 将红枣洗净，去核，与淘洗干净的粳米同入沙锅，加水煨煮至半熟时加入涨发好的银耳，继续用小火同煨至粥熟烂即成。

【功　效】滋阴生津、益气降压。适用于各型高血压患者。

茯苓粥

【原　料】茯苓粉 30 克，粳米 100 克，红枣 20 枚。

【做　法】

❶ 将粳米淘洗干净；红枣用文火煮烂。

❷ 锅内放清水，下入粳米，旺火烧开，小火熬煮，至将成粥时，把红枣连汤倒入粥内，再加茯苓粉，然后再煮数滚即成。

【功　效】茯苓性平、味甘淡，有利尿、渗湿、镇静安神、补脾胃的功效。山药有补气、补肾固精、补脾胃等功效。适用于高血压气虚湿阻型患者。

茭白粥

【原　料】茭白 100 克，粳米 100 克，猪肉末 50 克，香菇 25 克，精盐、味精、猪油各适量。

【做　法】

❶ 将茭白剥皮洗净切丝；香菇水发切末。

❷ 炒锅内放入猪油烧热，放入猪肉末滑散，加入茭白丝、香菇末、精盐、味精炒匀入味盛起备用。

❸ 淘洗干净的粳米熬粥后，倒入炒熟的备用料，拌匀稍煮即成。

【功　效】清热除烦、通利二便，催乳。适用于高血压患者食用，也可用于便秘溲赤、哺乳妈妈乳少者。

葛根薏米粥

【原　料】葛根粉 120 克，生薏米 30 克，粳米 30 克。

【做　法】

❶ 将葛根粉去皮洗净切片；薏米、粳米洗净。

❷ 将上 3 味用料一起放入锅内，加清水适量，用文火煮成稀粥。

【功　效】清热生津、利尿降压。适用于肝阳亢盛或痰湿壅塞型高血压患者食用，也用于冠心病、风湿性关节炎患者。

菠菜大枣粥

【原　料】菠菜 250 克，大枣 15 枚，粳米 100 克。

【做　法】

❶ 将菠菜洗净，入沸水锅中略焯，捞出过凉，挤干水分，切碎，备用。

❷ 将大枣、粳米洗净，共置锅内，加水煮粥，八成熟时加入菠菜末，再煮至粥熟即成。

【功　效】敛阴润燥、益气养血。适用于肝郁化火，风阳上扰型高血压及肝肾阴虚、肝阳上亢型高血压患者。

莲子西瓜粥

【原　料】鲜西瓜皮 50 克，粳米 50 克，莲子 20 克，食盐、冰糖、葱花各少许。

【做　法】

❶ 将新鲜西瓜皮外层表皮刨净，切成小薄片，撒上食盐，备用。

❷ 将莲子去心，用清水浸泡。粳米淘洗干净，倒入沙锅，再加适量清水和莲子，用武火煮至七成熟，放入西瓜皮和冰糖，然后文火慢煮至粥稠，加葱花调煮即成。

【功　效】养心宁神、清热解暑。适用于高血压、中暑等症患者。

木耳绿豆粥

【原　料】黑木耳 20 克，绿豆 50 克，粳米 100 克，红糖 30 克。

【做　法】

❶ 将黑木耳用冷水泡发，去蒂，洗净后切成碎末，备用。

❷ 将绿豆淘净后入锅，加水煨煮至绿豆酥烂时加入淘净的粳米，继续煨煮 10 分钟，放入黑木耳碎末和红糖，再煮几沸即成。

【功　效】益气除烦、活血降压，适用于肝火上炎型高血压患者。

蛇粉双耳羹

【原　料】鸡汤 800 毫升，植物油 50 毫升，白花蛇 20 克，白木耳 20 克，黑木耳 20 克，葱 10 克，大蒜 10 克，姜 5 克，盐 5 克。

【做　法】

❶ 将蛇烘干，研成细粉；银耳、黑木耳泡发后去蒂根，撕成瓣；大蒜去外皮切成片，葱切花，姜切片。

❷ 将炒锅置于武火上烧热，加少许植物油，烧至六成热时，加蒜、姜、葱爆香，倒入鸡汤800毫升，下入木耳及蛇粉。

❸ 把炒锅烧沸，再用文火煮半小时左右即可。

【功　效】滋阴润肺、固肾健脾。适用于风痰上逆型高血压患者。

杞菊地黄粥

【原　料】熟地黄15克，枸杞子15克，菊花10克，大米100克。

【做　法】先煎熟地黄、枸杞子，后下菊花，去渣取汁，与大米共煮粥。

【功　效】滋阴清热、平抑肝阳。适用于高血压患者。

桂圆薏米粥

【原　料】粳米80克，薏米50克，桂圆肉20克，冰糖、葱花各适量。

【做　法】

❶ 将桂圆肉同冰糖一起置于瓷杯中，加温开水溶化。薏米除净外壳，洗净后入清水中浸发。

❷ 将粳米淘净后放入沙锅中，加入适量清水和薏米，武火煮至七成熟时，加入桂圆冰糖液，改用文火煮至粥状，放入葱花即成。

【功　效】滋阴补虚、气通脉下、安神利尿。适用于阴阳两虚、肾精不足型高血压患者。

海参粥

【原　料】海参15克，粳米60克，葱、姜、盐各适量。

【做　法】将海参发涨洗净切小块；粳米洗净入锅，加入海参、葱、姜、盐及清水适量，熬煮成粥即可。

【功　效】滋阴润燥。适用于肝肾阴虚型高血压患者。

枸杞子红枣粥

【原　料】枸杞子 30 克，粳米 100 克，红枣 5 枚，蜂蜜 30 毫升。

【做　法】将枸杞子、红枣、粳米分别淘洗干净，同放入沙锅中，加适量水，中火煨煮成稠粥，粥熟后离火，调入蜂蜜，拌和均匀即成。

【功　效】清热祛风、降压明目。适用于各型高血压患者，对肝肾阴虚型高血压患者尤为适用。

葛根粥

【原　料】葛根粉 30 克，粳米 100 克。

【做　法】将粳米淘净后，放入沙锅，加水适量，大火煮沸至粥将成时，调入葛根粉，改用小火煨煮 15 分钟即成。

【功　效】平肝熄风、清热解痉。适用于高血压患者，对高血压患者伴有头痛、颈项强痛不舒服者尤为适用。

荸荠粥

【原　料】荸荠 250 克，糯米 100 克，白糖 100 克。

【做　法】

❶ 将荸荠去皮，切成碎丁；糯米淘洗干净。

❷ 将荸荠、糯米一起放入锅内，加水适量，熬煮成粥，待熟时加入白糖稍炖即成。

【功　效】清热化痰、开胃消食、利尿降压。适用于高血压患者服用，也可用于痰热咳嗽、大便秘结者。

灵芝糯米粥

【原　料】灵芝粉 20 克，红枣 15 枚，糯米 100 克，红糖 20 克。

【做　法】将红枣、糯米淘洗干净，同入沙锅，加水煨煮至糯米熟烂呈稀稠状，调入灵芝粉、红糖，拌匀，继续以小火煨煮 10 分钟即成。

【功　效】益气养血、除烦降压。适用于各型高血压患者。

海参玉米粥

【原　料】大米 300 克，玉米 60 克，海参 50 克，葱、姜、食盐各适量。

【做　法】

❶ 将海参用水浸泡至发软，洗净后切成小片。玉米洗净后，用清水浸泡 30 分钟。

❷ 将大米淘洗干净，与玉米一起放入沙锅内，加适量清水，武火煮至米开花时，放入海参、食盐、姜，然后用文火慢煮至稀稠状，撒入葱花即可。

【功　效】生精补肾、利水消肿。适用于肾精亏虚或阴阳两虚型高血压和中风后遗症患者。

苹果粥

【原　料】苹果 250 克，红枣 15 枚，糯米 100 克，红糖 20 克。

【做　法】

❶ 将苹果洗净，去皮、核，切碎，捣烂，与洗净的红枣一同放入沙锅中，加适量清水，煎取汁液 2 次，合并后用洁净纱布过滤取汁，备用。

❷ 将糯米淘洗干净后放入沙锅中，加清水适量，用大火烧开后转小火煮粥至稠，调入苹果红枣汁，加入红糖调味，再次煮沸即成。

【功　效】养心益脾、健脑益智、降低血压。适用于各型高血压患者。

海蜇粥

【原　料】海蜇皮 100 克，糯米 100 克，荸荠 100 克，白糖适量。

【做　法】

❶ 将海蜇皮切成细丝，用清水浸泡，漂去异味，挤干水备用；荸荠削皮洗净，切成小丁；糯米淘净。

❷ 将上 3 味一起放入沸水锅内煮粥，粥成时调入白糖即可。

【功　效】消积化痰、清热解毒。适用于高血压患者服用，也可用于风湿疼痛、无名肿毒、带浊积血患者。

淡菜皮蛋粥

【原　料】淡菜 30 克，皮蛋 1 个，粳米适量。

【做　法】将粳米洗净，皮蛋切块，与淡菜一同放入锅内熬成粥。

【功　效】补益肝肾、除烦降火。适用于肝肾阴虚型高血压患者食用，也可用于动脉硬化者。

麦麸陈皮粟米粥

【原　料】麦麸 30 克，陈皮 10 克，粟米 100 克。

【做　法】

❶ 将麦麸、陈皮拣去杂质，晒干或烘干，研成极细末，待用。

❷ 将粟米淘洗干净，放入沙锅，加水适量，大火煮沸，改用小火煨煮 30 分钟，调入麦麸、陈皮细末，拌和均匀，继续用小火煨煮至粟米酥烂、粥稠即成。

【功　效】健脾理气、和血降脂。适用于脾气虚弱型脂肪肝、气血亏虚型高血压患者。

月季花粥

【原　料】大西米 100 克，蜂蜜 100 毫升，桂圆肉 50 克，月季花 5 朵。

【做　法】

❶ 将大西米入凉水中浸泡半小时捞起；桂圆肉切做碎米粒状；月季花漂洗后切碎。

❷ 将大西米、桂圆肉同置开水锅内，依常法煮至粥稠时调入蜂蜜、月季花，再煮片刻即成。

【功　效】舒肝理气、清热解毒、活血降压。适用于高血压、肿毒、跌打损伤、月经不调等症。

茄子粥

【原　料】紫茄 200 克，肉末 50 克，粳米 100 克，葱花、姜末、精盐、黄酒味精各适量。

【做　法】

❶ 将茄子洗净，切成丝，用沸水焯一下，沥去水备用。

❷ 炒锅置火上，加植物油，烧至七成热时，加葱花、姜末，煸炒出香，加肉末、黄酒，熘炒至肉将熟时，加入茄丝翻炒片刻，离火备用。

❸ 将粳米淘净，放入沙锅，加水适量，煨煮成稠粥，粥将成时，拌入茄丝、肉末，加精盐、味精，再煮至沸即成。

【功　效】清热活血、利尿降压。适用于高血压、冠心病、动脉硬化症患者。

竹沥粥

【原　料】鲜竹沥 20 毫升，粳米 50 克。

【做　法】将粳米淘洗干净，入锅加水适量，煎煮至粥稠放入鲜竹沥即成。

【功　效】化痰熄风、清热通络。适用于风痰上扰型高血压、中风等病患者。

芹菜菠菜粥

【原　料】菠菜 250 克，芹菜 250 克，大米 100 克。

【做　法】

❶ 将芹菜、菠菜洗干净，切成小段；大米淘洗干净，备用。

❷ 把大米放入锅内，加清水 800 毫升，置武火上烧开，再改用文火煮半小时，放入菠菜、芹菜，再次烧开，打开盖煮 10 分钟即可。

【功　效】养血润燥、散淤消积。适用于高血压、便秘、小便不畅等症。

雪耳荸荠薏米羹

【原　料】荸荠 200 克，雪耳（白木耳）50 克，薏米 50 克，荸荠粉 30 克，冰糖适量。

【做　法】

❶ 将雪耳、薏米用水浸泡发软，然后将雪耳撕成小块。荸荠洗净，剥

皮，切成小粒。荸荠粉、冰糖用水浸化。

❷ 在沙锅内加入适量清水，用武火煮沸后将荸荠、薏米、雪耳一同入锅，改用文火慢煲1小时，再入荸荠粉和冰糖液，调煮成羹即成。

【功　效】滋阴润燥、利水渗湿。适用于高血压合并糖尿病、血管硬化、眼底出血等症患者。

冬瓜粳米粥

【原　料】冬瓜500克，粳米100克，葱花、姜末、精盐、味精各适量。

【做　法】

❶ 将冬瓜洗净，去皮及子，瓜肉切碎，放入家用果汁机中搅打成糜糊，盛入碗中备用。

❷ 将粳米淘净后放入沙锅，加适量水，中火煨煮成稠粥，粥将成时加冬瓜糜糊，拌匀，加葱花、姜末、精盐、味精调味，再煮沸即成。

【功　效】清热解毒、利尿降压。适用于高血压患者。

车前子粥

【原　料】车前子15克，玉米粉适量，粳米60克。

【做　法】将车前子布包煎水去渣，放入粳米煮粥，玉米粉用冷水调和，调入粥内，煮熟即可。

【功　效】清热利湿、健脾降压。适用于痰湿壅盛型高血压患者食用，也可用于小便不利、目赤肿痛者。

茺蔚子粥

【原　料】茺蔚子10克，枸杞子15克，粳米100克。

【做　法】先煎茺蔚子、枸杞子，去渣取汁，再与洗净的粳米同煮成粥。

【功　效】平肝潜阳、清火熄风。适用于高血压，肝阳上亢型之眩晕、耳鸣、头涨痛、心烦口苦、面潮红、失眠、烦躁易怒，舌红苔黄、脉弦等症。

荠菜黑豆粥

【原　料】新鲜荠菜250克，黑豆60克，粳米150克。

【做　法】将黑豆、粳米煮粥至八成熟，加入荠菜，待米开花豆烂即成。

【功　效】健脾利水、降压，止血。适用于老年体弱水肿、高血压、更年期崩漏等症。

半夏白术天麻粥

【原　料】白术、天麻各10克，半夏6克，橘红3克，大枣2枚，生姜1片，粳米50克，白糖适量。

【做　法】将天麻、白术、半夏、橘红、姜、枣共煎，取汁去渣，加入洗净的粳米煮粥，粥将熟时加入白糖，稍煮即成。

【功　效】健脾祛湿、熄风化痰。适用于高血压、风痰所致之眩晕头痛、痰多，胸膈胀满。

芝麻桑葚粥

【原　料】黑芝麻30克，桑葚子（干品）30克，粳米100克。

【做　法】

❶ 将黑芝麻、干桑葚洗净后晒干或烘干，研成粉，备用。

❷ 将粳米淘净，放入沙锅，加适量水，中火煮至粥将成时调入芝麻、桑葚粉，拌匀煮沸后改以小火煨煮15分钟即成。

【功　效】滋阴养血、补益肝肾、降低血压。适用于肝肾阴虚型高血压患者。

红萝卜海蜇粥

【原　料】红萝卜120克，海蜇皮60克，粳米60克。

【做　法】

❶ 将红萝卜削皮洗净切片；海蜇皮浸软洗净切细条；粳米洗净。

❷ 把全部用料一起放入锅内，加清水适量，用文火煮成稀粥，调味即可。

【功　效】清热、润燥、化痰、降压。适用于痰热型高血压患者服食，也可用于冠心病、慢性支气管炎属痰热者。

黑豆山楂杞子粥

【原　料】黑大豆 50 克，山楂 100 克，枸杞子 30 克，红糖 20 克。

【做　法】

❶ 将山楂、枸杞子洗净，山楂切碎去核，两者与洗净的黑大豆同入沙锅，加足量水，浸泡 1 小时。

❷ 待黑大豆泡透，用大火煮沸，改用小火煨煮 1 小时，待黑大豆酥烂，加红糖拌匀即成。

【功　效】滋补肝肾、化淤降脂。适用于肝肾阴虚型高血压、脂肪肝等病患者。

山楂桂花橘皮羹

【原　料】山楂 50 克，鲜橘皮 30 克，桂花 2 克，白糖 10 克，红糖 15 克。

【做　法】

❶ 将新鲜橘皮用温水反复洗净，切成豌豆样小方丁，备用。

❷ 将山楂洗净后，连皮、核切成薄片，与洗净的桂花、橘皮同入沙锅，加水适量，大火煮沸后，改用小火煮 20 分钟，调入白糖、红糖，煮成羹即成。

【功　效】活血化痰、祛温降压。适用于痰浊内蕴型高血压患者，对伴有高脂血症等病症者尤为适宜。

红花桃仁粥

【原　料】红花 10 克，桃仁 15 克，粳米 100 克，红糖适量。

【做　法】先将桃仁去皮去尖，用清水研汁备用，将红花装入药袋中，然后全部一同放入锅中煮粥，粳米与桃仁煮烂时放入红糖煮成粥即可。

【功　效】活血化淤、润肠通便。适用于高血压、中风恢复期与后遗症期，属于血淤型的患者。

银杞干贝羹

【原　料】银耳10克，枸杞子10克，干贝15克，鲜汤、调料各适量。

【做　法】将银耳水发洗净，干贝发透，与枸杞子一起放入锅中，加鲜汤、调料烩煮成羹。

【功　效】养阴通络。适宜于高血压患者服用。

槐米粥

【原　料】槐米50克，小米50克，粳米50克。

【做　法】

❶ 将槐米洗净，备用。

❷ 将小米淘洗后放入沙锅，用大火煮沸，拌入淘净的粳米，改用小火煨煮成稠粥，粥将熟时加入槐米，拌匀，继续煨煮至沸即成。

【功　效】滋阴补虚、平肝降压。适用于肝肾阴虚型高血压患者，对伴有动脉粥样硬化症者尤为适用。

银耳杜仲羹

【原　料】银耳20克，炙杜仲20克，灵芝10克，藕粉30克，冰糖50克。

【做　法】

❶ 将杜仲、灵芝洗净放入沙锅内，加水煎煮2次，每次40分钟，合并两次汁液。

❷ 将银耳用清水泡发洗净，加水适量用文火熬至微黄色，倒入药汁，放入冰糖，继续熬至银耳酥烂成胶状，调入湿藕粉、冰糖，烧沸拌匀即可。

【功　效】滋补肝肾、舒筋降压。适用于肝肾阴虚型高血压患者。

莼菜羹

【原　料】莼菜250克，香菇15克，冬笋15克，榨菜丝适量，食盐、香油各少许。

【做　法】把切好的香菇丝、冬笋丝、榨菜丝一同倒入清水锅内，用旺火烧沸，将漂洗干净的莼菜倒入，煮沸时加入适量食盐，淋入香油，出锅即成。

【功　效】清热利水、消肿解毒、降低血压。适用于高血压患者食用。

清脑羹

【原　料】银耳 10 克，炙杜仲 10 克，冰糖 50 克。

【做　法】

❶ 将炙杜仲加水 1000 毫升，煎熬半小时去渣，取药汁约 800 毫升。

❷ 将银耳入温水中浸泡，去蒂及杂质，洗净，与冰糖一起放入药液中，用文火煮至银耳熟烂即可。

【功　效】滋补肝肾、益气和血、降压降脂。适用于肝肾两虚型高血压患者食用，也可用于动脉硬化患者。

冬瓜赤豆羹

【原　料】冬瓜 500 克，赤小豆 50 克，红糖 30 克，藕粉 30 克。

【做　法】

❶ 将冬瓜洗净，去外皮及子，切碎，放入家用果汁机中搅打成糜糊状，放在碗中，备用。

❷ 将赤小豆淘净，放入沙锅，加适量水，中火煨煮至熟烂。加红糖拌匀，再加冬瓜糜糊，小火煨煮至沸，调入搅匀的湿藕粉，边煨边拌成羹即成。

【功　效】利水消痰、补虚降压。适用于痰浊内蕴型高血压患者。

高血压的配餐汤谱

山楂荷叶猪肉汤

【原　料】瘦猪肉 250 克，山楂 30 克，荷叶半张，决明子 30 克，大枣 4

枚，调料适量。

【做　法】

❶ 将猪肉洗净切块；山楂、决明子、大枣洗净；荷叶洗净切条，备用。

❷ 将沙锅内加水适量，放入山楂、决明子、大枣、荷叶，煎沸 30～40 分钟，去渣，加入猪肉块，煮熟后调味即成。

【功　效】清肝泄热、消滞和胃。适用于肝郁化火，风阳上扰型高血压患者。

苦瓜紫菜墨鱼汤

【原　料】鲜墨鱼 100 克，苦瓜 190 克，紫菜 50 克，植物油 30 毫升，葱 10 克，蒜 10 克，姜 5 克，盐 5 克。

【做　法】

❶ 将紫菜泡发后洗干净；鲜墨鱼去紫色皮膜，洗净；苦瓜洗净后切为两半，挖去瓤切成片；葱切花，姜切片，大蒜去皮切成薄片。

❷ 将植物油烧至六成热时，放入蒜、姜、葱爆香，加清水 600 毫升，烧沸后放入墨鱼片、苦瓜片、紫菜，烧沸，改用文火煮半小时左右即可。

【功　效】固肾宁心、清热解毒。适用于肾阴亏损型高血压患者。

柠檬荸荠汤

【原　料】柠檬 1 个，荸荠 10 个。

【做　法】按常法煮汤服食。每日 1 剂。

【功　效】清热凉肝、生津止渴、和胃除烦。适用于肝郁化火、风阳上扰型高血压患者。

竹荪紫菜汤

【原　料】鲜汤 750 毫升，鸡脯肉 250 克，植物油 250 毫升（约耗 30 毫升），水发竹荪 100 克，紫菜 25 克，姜、食盐、味精、鸡蛋清、水淀粉、葱、料酒、米醋各适量。

【做　法】

❶ 将竹荪洗净去根，撕成细丝后装入盘内；葱、姜洗净后切成细丝；鸡脯肉洗净后切成细丝，放入碗内，加一个鸡蛋的鸡蛋清和适量食盐、水淀粉，抓匀上浆。

❷ 在炒锅中倒入植物油，以旺火烧至四成热，放入鸡肉丝滑油至熟，起锅倒入漏勺，沥去油。

❸ 原锅置火上，倒入鲜汤并放入葱丝、姜丝、竹荪丝，烧沸后加入食盐、料酒、味精适量，撇去浮沫，然后下入鸡肉丝、紫菜及少许米醋，再烧沸，出锅倒入大汤碗内即可。

【功　效】补虚通脉、化痰降浊、散淤降压。适用于高血压患者食用。

海带草决明汤

【原　料】海带 20 克，草决明 15 克。

【做　法】将海带与草决明一起入锅，加水煎煮。

【功　效】降压降脂、清热明目、通便利水、消痰软坚。适用于高血压患者食用，也可用于高血脂、冠心病、便秘者。

枸杞芹菜鱼片汤

【原　料】鲩鱼肉 60 克，枸杞叶 250 克，芹菜 120 克，生姜 3 片，芡粉、油、盐适量。

【做　法】

❶ 将枸杞洗净，择叶；芹菜去根、叶，洗净，切段；鲩鱼肉洗净，切片，用适量盐、姜丝、芡粉、油拌匀。

❷ 先将枸杞枝扎成一团，加适量清水，文火煮沸约 20 分钟，去枸杞枝留汤用。将芹菜、枸杞叶、生油少许放入枸杞汤内，文火煮沸约 10 分钟，下鱼肉稍煮至刚熟，调味即成。

【功　效】清肝、平肝、明目。适用于高血压属肝阳亢盛或肝热型者。

黄精玉竹牛肉汤

【原　料】牛肉 500 克，黄精 30 克，玉竹 15 克，龙眼肉 15 克，生姜 4 片，调料适量。

【做　法】

❶ 将牛肉洗净切块，用沸水焯去膻味。黄精、玉竹、龙眼肉分别洗净。

❷ 把全部用料一起放入锅内，加清水适量，用大火煮沸后，改用文火炖 2～3 小时，调味即可。

【功　效】补虚益气、养心安神。适用于气阴两虚型高血压患者饮用，也可用于高血脂、糖尿病患者。

二花鲫鱼汤

【原　料】菊花 10 克，槐花 10 克，鲫鱼 1 条（重约 250 克）、绍酒、酱油、葱花、姜末、精盐、味精各适量。

【做　法】

❶ 将菊花、槐花分别洗净，放入碗中备用。

❷ 将鲫鱼剖杀，去鳞、鳃、内脏，洗净后，将绍酒、酱油轻抹在鲫鱼身上，放置片刻，入沙锅，加清汤适量，大火煮沸后，加葱花、姜末。改用小火煨煮 30 分钟，加菊花，槐花，继续煨煮 10 分钟，加精盐、味精各少许，煮沸即成。

【功　效】平肝潜阳、泻火降压。适用于高血压患者，对肝阳上亢、肝火上炎型高血压尤为适用。

红枣芹菜汤

【原　料】鲜芹菜 60 克，红枣 30 克。

【做　法】

❶ 将鲜芹菜择好洗净，切成段；红枣洗净。

❷ 锅内加水 1000 毫升，用武火烧开，放入芹菜、红枣，用文火煮半小时即可。

【功　效】滋阴养血、清热宁神。适用于高血压、冠心病等病患者。

菊花脑蛋汤

【原　料】菊花脑150克，鸡蛋1个，精盐、香油各适量。

【做　法】

❶ 将菊花脑拣净，保留嫩茎和叶片，洗后备用。

❷ 锅置火上，加清水煮沸，磕入鸡蛋，待鸡蛋煮至芙蓉状，加入菊花脑，再煮至沸，加少许香油、精盐即成。

【功　效】清热凉血、滋阴降压。适用于肝肾阴虚型高血压患者。

枸杞子马兰头汤

【原　料】枸杞子15克，鲜马兰头250克，淡菜15克，料酒、精盐、味精、香油各适量。

【做　法】

❶ 将淡菜拣去杂质，放入温开水中浸泡30分钟，待其涨发，洗净，备用。将鲜马兰头择洗干净。枸杞子去杂质后洗净，备用。

❷ 沙锅加清水后置火上，加入淡菜，大火煮沸，加入枸杞子，烹入料酒，改用小火煨煮30分钟，待枸杞子煮至膨胀时，加入马兰头，拌匀，继续用小火煨煮至沸，加精盐、味精，拌和均匀，淋入香油即成。

【功　效】平肝泻火、补肾滋阴。适用于肝阳上亢型高血压患者。

花生蚕豆汤

【原　料】净嫩蚕豆50克，带红衣的花生仁50克，红糖适量。

【做　法】先将花生仁用水浸泡后捞出，蚕豆洗净，一起放入沙锅，加水适量烧沸，改用文火熬煮至蚕豆皮破裂，调入红糖略煮即成。

【功　效】健脾利尿、降压止血、降胆固醇。适用于高血压患者食用，也可用于血胆固醇过高、血尿、慢性肾炎、小儿肾病、营养不良性水肿者。

海带玉米须汤

【原　料】海带30克，玉米须20克。

【做　法】海带洗净切丝，玉米须略冲洗，一起放入沙锅中，加水适量熬成汤。

【功　效】软坚利水、降压降脂。适用于高血压患者食用，也可用于高血脂、动脉粥样硬化患者。

夏枯草海蜇汤

【原　料】海蜇30克，夏枯草30克，菊花15克，马蹄30克。

【做　法】

❶ 将夏枯草、菊花去杂质，洗净；马蹄去皮，洗净；海蜇用清水浸漂干净。

❷ 把全部用料一齐放入锅内，加清水适量，文火煮2小时，调味即可(也可加冰糖制成甜饮)。

【功　效】清肝去火、化痰生津。适用于肝火盛或肝阳上亢型高血压患者。

胖大海甘麦汤

【原　料】胖大海2个，生甘草3克，麦门冬5克。

【做　法】先以水煎透，饮完后可连续开水冲泡。

【功　效】清热解毒、滋阴生津、降压降糖。

玉竹莲子瘦肉汤

【原　料】猪瘦肉500克，玉竹30克，莲子30克，百合30克，红枣4枚。

【做　法】

❶ 将玉竹、莲子、百合、红枣（去核）洗净，猪瘦肉洗净，切块。

❷ 把全部用料一齐放入锅内，加清水适量，武火煮沸后，文火煮2小时，调味即可。

【功　效】补气健脾、养心安神。适用于高血压、冠心病属气血亏虚型患者。

花旗参响螺汤

【原　料】响螺（大号）1只，猪笼草25克，花旗参15克，陈皮、盐各少许。

【做　法】

❶ 将响螺去壳取肉，洗净后切成片；花旗参、猪笼草、陈皮分别洗净，将花旗参切片。

❷ 瓦煲内加清水烧沸，放入全部用料，然后改用中火煲3小时，加盐调味即可。

【功　效】滋阴生津、清热降压、祛痰止咳。适用于高血压、燥热咳嗽患者。

鸡蛋泽泻汤

【原　料】鸡蛋2个，泽泻30克，白术30克。

【做　法】取泽泻、白术，加水600毫升，煎煮20分钟，滤去渣，打入鸡蛋，煮至蛋熟即可。

【功　效】利水渗湿、化痰清窍。适用于高血压患者。

桑寄生老母鸡汤

【原　料】老母鸡半只（约500克），桑寄生30克，玉竹30克，红枣4枚，生姜4片。

【做　法】

❶ 将老母鸡活宰，去毛、肠脏、肥油，取半只斩块，并起油锅，用姜爆香备用；桑寄生、玉竹、红枣（去核）洗净。

❷ 把全部用料一齐放入锅内，加清水适量，武火煮沸后，文火煮3小时，调味即可。

【功　效】滋阴养血、祛风柔肝。适用于肝肾阴虚型高血压，中风后遗症患者，亦可用于慢性风湿性关节炎、病后体虚而见上述症状者。

灵芝黑白木耳汤

【原　料】灵芝粉 20 克，黑木耳 15 克，银耳 15 克，冰糖 10 克，蜂蜜10 毫升。

【做　法】将黑木耳、银耳用温水泡发，洗净后放入大蒸碗内，加适量清水，调入灵芝粉、冰糖，充分拌匀，放入蒸锅，隔水用大火蒸 45 分钟，取出蒸碗，稍凉后调入蜂蜜即成。

【功　效】滋阴补虚、养血降压。适用于阴阳两虚、肝肾阴虚型高血压患者。

藕节麦叶鸡蛋汤

【原　料】猪骨汤 500 毫升，荞麦叶 50 克，藕节 10 个，鸡蛋 3 个，食盐、味精、葱白各适量。

【做　法】

❶ 将藕节与荞麦叶分别洗净，鸡蛋煮熟后剥去外壳。

❷ 在沙锅中置入猪骨汤、藕节，用武火煮沸 10 分钟，加入鸡蛋，改用文火慢煮 15 分钟，然后加入荞麦叶、食盐、味精、葱白即成。

【功　效】健脾养胃、凉血止血、清热生津。适用于高血压眼底出血患者。

萝卜酸梅汤

【原　料】新鲜萝卜 250 克，酸梅 2 枚。

【做　法】将萝卜洗净切成薄片，与酸梅一起放锅内，加清水煮汤，开后加食盐少量调味，去渣。

【功　效】宽中行气、化积导滞、降气生津、清热化痰、消暑降压。适用于饮食积滞或进食过饱而引起的胸闷、烧心、腹胀、肋痛、烦躁、气逆等症。亦适用于高血压引起的口干舌燥、心烦意乱。

罗布麻猪排骨汤

【原　料】罗布麻 20 克，猪排骨 500 克，姜、葱各少许。

【做　法】

❶ 将猪排骨洗净，切块，去肥脂，用开水拖去血水。

❷ 锅内加清水适量，将排骨与姜、葱一同放入锅内，武火煮沸后，文火煲 1 小时，在停火前 5～8 分钟加入罗布麻同煎煮，去渣调味即可。

【功　效】平肝清热。适用于高血压属肝阳上亢的患者。

双根煎汤

【原　料】芹菜根 60 克，白茅根 30 克，冰糖 40 克。

【做　法】将芹菜根和白茅根分别洗净，一同放入沙锅中，加入适量的清水，水煎去渣取汁，撒入冰糖 40 克溶化后倒入保温杯中备用。

【功　效】清热生津、利尿止血。适用于高血压引起的头晕头痛、口苦咽干、小便不利、目赤尿血、肢体水肿等。

洋葱牡蛎米线汤

【原　料】牡蛎 250 克，洋葱 50 克，米线 500 克，黄酒、葱花、精盐、味精、香油、胡椒粉、干淀粉、湿淀粉、油各适量。

【做　法】

❶ 将牡蛎洗净，再用盐水清洗 2 次，沥干；将洋葱切粒，用油爆香。

❷ 将煮锅置火上，放清水烧沸后放入米线，煮 2 分钟后捞起放碗内，再将牡蛎蘸上干淀粉，放入沸水中煮 2 分钟，捞出放在米线上。

❸ 将葱花、精盐、味精、胡椒粉及黄酒放入锅内，用湿淀粉勾芡，浇在米线上，最后淋上香油即成。

【功　效】双补阴阳、平肝降压。适宜于阴阳两虚型高血压患者。

芦笋鲜贝汤

【原　料】罐头芦笋 50 克，鲜净扇贝 200 克，青豆 15 克，熟火腿 15 克，鸡蛋清 50 克，精盐、味精、黄酒、湿淀粉、胡椒粉、葱花、姜末、香油各适量。

【做　法】

❶ 将鲜贝洗净，切成薄片状，放入碗中，加适量精盐、味精、黄酒、鸡蛋清、湿淀粉，腌渍上浆。将火腿切片，并将芦笋取出放入碗中。

❷ 锅置火上，对入清汤，加精盐、味精、黄酒、胡椒粉调好口味，用大火煮沸，撇去浮沫，加青豆、熟火腿片，稍煮片刻，下入鲜贝片汆透，用湿淀粉勾薄芡，撒入葱花、姜末，淋入香油，出锅倒入碗中即成。

【功　效】滋阴润燥、补钙降压。适用于肝风内动、肝肾阴虚型高血压患者。

生地煲鲜汤

【原　料】生地 30 克，鲜蟹 1 只，调料适量。

【做　法】生地与鲜蟹同置沙锅内，加入清水适量，按常法煲成汤。

【功　效】活血化淤、滋养肝肾。适用于肝肾阴虚型高血压患者。

西瓜决明子汤

【原　料】西瓜翠衣 30 克，荷叶 10 克，决明子 20 克（捣烂）。

【做　法】将三药洗净，一同放入沙锅中，加水适量，煎煮 30 分钟，加冰糖适量调味。

【功　效】平肝清热，消暑。适用于肝阳上亢型高血压患者，症见眩晕，口渴汗出，心中烦热，小便短少、舌红、脉弦，亦可用于暑热病有上述症状者。

三鲜降压汤

【原　料】海带 200 克，海藻 120 克，干贝 100 克，香油、精盐各适量。

【做　法】将海带、海藻、干贝用温水洗净同入锅中，加水适量，用小火煮至海带、海藻、干贝熟烂，加精盐再煮片刻，淋入香油即成。

【功　效】滋补肝肾、降低血压。适用于肝肾阴虚型高血压患者。

夏枯草黑豆汤

【原　料】夏枯草 30 克，黑豆 50 克，白糖 20 克。

【做　法】

❶ 将夏枯草除去杂质洗净沥干；黑豆洗净，用水浸泡 30 分钟。

❷ 将夏枯草与黑豆一起入锅，用文火煮 1 小时后，捞出夏枯草，加入白糖，再煮 30 分钟至黑豆酥烂，豆汁约剩 500 毫升时离火即成。

【功　效】补肾养肝、降压止痛。适用于高血压患者，也可用于风火牙痛者。

首乌天麻龟肉汤

【原　料】乌龟 1 只（约 500 克），制首乌 30 克，制天麻 15 克，枸杞子 30 克，生姜 4 片，调料适量。

【做　法】

❶ 将乌龟活宰，去肠杂洗净，入沸水焯去血水，去黑皮斩块；制首乌、制天麻、枸杞子分别洗净。

❷ 把全部用料一起放入锅内，加清水适量，用大火煮沸后，改用文火炖 2 小时，调味即可。

【功　效】滋阴养血、平肝熄风、降压降脂。适用于高血压患者。

紫菜降压五味汤

【原　料】紫菜 1 块，芹菜 100 克，番茄 50 克，马蹄 10 个，洋葱 25 克。

【做　法】

❶ 将芹菜洗净切段；番茄洗净切片；马蹄洗净切块；洋葱洗净切丝。

❷ 将以上各菜同煮为汤，调味即可。

【功　效】降脂降压。适用于高血压患者。

杞地鳖肉汤

【原　料】鳖 1 只，枸杞子 30 克，山药 30 克，女贞子 15 克，熟地黄 15 克。

【做　法】加水适量，小火炖至鳖熟透，去药或仅去女贞子亦可。

【功　效】滋补肝肾、健脾养阴。适用于高血压患者。

樱桃银耳汤

【原　料】净银耳 40 克，樱桃 60 克，冰糖 300 克。

【做　法】将银耳洗净放入锅中，加入冰糖和适量水，用文火炖约 1 小时，放入樱桃即成。

【功　效】清肺热、养胃阴、滋肾水，益气活血、补脑强心。适用于高血压患者服用，也可用于冠心病、老年支气管炎、肠燥便秘、月经不调者。

蜇头猪骨汤

【原　料】猪骨头汤 500 毫升，海蜇头 100 克，黄酒、生粉、葱、食盐、味精各适量。

【做　法】

❶ 海蜇头洗净后撕成小碎片放入碗内，加入黄酒、盐和干生粉拌匀。

❷ 骨头汤煮沸，投入海蜇头，调味并撒上葱花，烧沸后即可起锅。

【功　效】滋阴润肠、消食利水。适用于高血压、动脉硬化、便秘、更年期综合征等病患者。

云苓枣实瘦肉汤

【原　料】云苓 100 克，芡实 100 克，红枣 50 克，动物瘦肉 200 克，水适量。

【做　法】

❶ 瘦肉洗净切片，红枣洗净去核，芡实、云苓洗净混合并用一个纱布袋包好。

❷ 将上述原料共同入锅加水，先用旺火煮沸；水开后改用文火再煨 1 小时，取出药袋，加入适当调料，调味后即可食用。

【功　效】降血脂、降血压，防治血管硬化。适用于高血压患者。

银耳冰糖鹌鹑蛋汤

【功　效】银耳 30 克，冰糖 30 克，鹌鹑蛋 5 个。

【做　法】银耳置清水中浸泡 12 小时，然后放入碗中，加入冰糖，打入鹌鹑蛋，隔水炖 1 小时即可。

【功　效】健脾益胃、滋阴润肺。适用于高血压、血管硬化等病患者。

罗布麻三丝汤

【原　料】罗布麻 15 克，白萝卜 200 克，绿豆芽 150 克，绿豆粉丝 50 克，金针菜 30 克，精盐、味精各适量。

【做　法】

❶ 罗布麻加水煎出药汤 150 毫升；白萝卜去皮切成细丝；绿豆芽择去冠及尾；粉丝剪成 10 厘米的段；金针菜去梗，横断为两段。

❷ 炒锅放旺火上，倒入罗布麻药汤并加水至 750 毫升，放入白萝卜丝、金针菜、精盐，烧沸片刻后，放入绿豆芽煮沸，调入味精即可装碗。

【功　效】清火、祛痰、止咳、降压。适用于有痰咳的高血压患者食用，也可用于老年慢性支气管炎者。

柿饼红枣汤

【原　料】柿饼 3 个，红枣 15 枚，山萸肉 10 克。

【做　法】

❶ 将柿饼、红枣洗净，放入温开水中浸泡 20 分钟，去柿蒂及枣核，切碎备用。

❷ 将山萸肉洗净，放入沙锅，加水煎煮 2 次，每次 30 分钟。

❸ 合并 2 次煎汁，再与柿饼、红枣同煮 20 分钟即成。

【功　效】补益肝肾、健脾降压。适用于阴阳两虚型高血压患者。

牛膝降压汤

【原　料】牛膝 30 克，海蜇 250 克，淡菜 60 克，油、盐各酌量。

【做　法】

❶ 将海蜇浸泡洗净去除咸味；淡菜、牛膝分别洗净。

❷ 将海蜇、淡菜、牛膝一起放入锅中，加清水适量煎汤，饮前调味。

【功　效】降血压。适宜于高血压患者。

紫菜车前子汤

【原　料】紫菜 15 克，车前子 15 克。

【做　法】

❶ 将紫菜拣去杂质，晒干或烘干，研成极细末，备用。

❷ 将车前子拣去杂质，用清水冲洗后放入沙锅，加水 2000 毫升，大火煮沸后调入紫菜细末，改用小火煨煮 10 分钟即成。

【功　效】解毒化痰、清肝降压。适用于痰浊内蕴、肝风内动型高血压患者。

四味止眩汤

【原　料】松子仁、黑芝麻、枸杞子、杭菊花各 15 克，白糖、水各适量。

【做　法】将上药共洗净，松子仁、黑芝麻捣碎，然后一同入锅，加适量水，用中火煮沸后改文火，煨至松仁熟软，加入白糖即成。

【功　效】滋补肝肾、明目降压。适用于高血压属阴虚阳亢兼便秘者。

萝芙木兔肉汤

【原　料】萝芙木 20 克，兔肉 250 克生姜、调味料适量。

【做　法】

❶ 将萝芙木去杂质，洗净，兔肉洗净，切块，去油脂，用开水脱去血水。

❷ 把萝芙木、兔肉与生姜一齐放入锅内，加清水适量，文火煮约 1.5 小时至兔肉熟烂，去萝芙木渣，调味即可。

【功　效】清肝降火。适用于高血压属肝阳上亢患者。

生地煲蟹汤

【原　料】生地30克，鲜蟹1只，调料适量。

【做　法】将生地与鲜蟹一起入锅，加水适量共煲汤。

【功　效】滋养肝肾，适用于肝肾阴虚型高血压患者。

茉莉银耳汤

【原　料】净银耳40克，茉莉花30朵，调料适量。

【做　法】在锅中倒入清汤，放入精盐、味精、黄酒，烧沸后撇去浮沫，倒入汤碗中，加入洗净的银耳上笼蒸半小时，撒入茉莉花，稍蒸即成。

【功　效】养胃阴、清肺热、滋肾水，补气活血。适用于高血压患者服用，也可用于冠心病、老年支气管炎、月经不调者。

杏仁猪肺汤

【原　料】猪肺300克，萝卜250克，杏仁20克，料酒10克，葱10克，姜片5克，食盐3克，味精3克。

【做　法】

❶ 将杏仁用开水焯一下，去皮。

❷ 将萝卜去皮洗净，切成2厘米左右的小丁；姜拍松，葱切段。

❸ 将炒锅内加入清水800毫升，加猪肺、杏仁、萝卜、姜、葱、料酒，置武火上烧沸，然后改用文火炖半小时，撒少许食盐、味精即可食用。

【功　效】止咳润肺、降低血压。适用于高血压患者。

高血压的食疗茶饮

山楂菊明茶

【原　料】生山楂片、决明子各15克，菊花10克，白糖适量。

【做　法】将前3味水煎取汁，调入白糖，代茶饮用。

【功　效】疏风散热、平肝降压。适用于肝郁化火、风阳上扰型高血压患者。

山楂白糖茶

【原　料】白糖30克，鲜山楂10枚。

【做　法】将鲜山楂捣碎后，倒入适量水，加白糖炖煮至山楂烂。

【功　效】健胃消食、活血降压。适用于高血压患者。

山楂生地茶

【原　料】山楂50克，鲜生地20克，白糖15克。

【做　法】将山楂、生地水煎2次，取汁混匀，调入白糖，代茶饮用。

【功　效】养阴清热、凉血平肝。适用于肝肾阴虚、肝阳上亢型高血压患者。

杏仁茶

【原　料】杏仁粉140克，柠檬汁20克，薄荷糖浆10克。

【做　法】冲兑开水即可。

【功　效】清热利咽、生津止渴。适用于高血压肝阳上亢、肝火上炎、头昏目赤患者。

萝卜饴糖饮

【原　料】萝卜（红皮辣萝卜更好）500克，饴糖200克。

【做　法】萝卜洗净，连皮切成薄片，放大碗中，加饴糖搅拌，浸渍一昼夜。取溶成的萝卜糖水。

【功　效】止咳化痰、和胃理气。适用于小儿风热型咳嗽、慢性胃炎、高血压等病患者。

核桃仁山楂茶

【原　料】核桃仁200克，山楂30克，红糖10克，白糖10克，红枣50克，蜂蜜30毫升。

【做　法】

❶ 将核桃仁洗净后放入温开水中浸泡30分钟，连浸泡水一起放入家用

果汁机中，快速搅打成糊浆状，盛入碗中备用。

❷ 将山楂、红枣洗净，放入沙锅，加水煎煮 3 次，每次 20 分钟，合并 3 次煎汁，倒入另一个锅中，以中火煮沸，调入红糖、白糖，拌匀，兑入核桃仁糊浆，搅和，改用小火煨煮至沸，离火后稍凉，调入蜂蜜即成。

❸ 此茶中等黏稠，约合 1 200 毫升。

【功　效】益气活血、利水降压。适用于各型高血压患者，对伴有冠心病、高脂血症者尤为适用。

八仙茶

【原　料】粳米、黄粟米、黄豆、赤小豆、绿豆、茶末各 500 克，净芝麻 300 克，净小茴香 100 克，净花椒 50 克，泡干姜 30 克，炒盐 20 克，麦面适量。

【做　法】将上物除麦面共研细末，加麦面一起炒熟，晾凉后放入瓷罐中收贮。

【功　效】补气养血、益精悦颜。适用于气血不足型高血压患者。

马兰头生地茶

【原　料】马兰头 30～50 克，生地 15 克。

【做　法】将上 2 味一起加水共煎取汁。

【功　效】清热凉血、养阴生津。适用于高血压早期肝火旺盛而有出血倾向的患者，也可用于眼底出血者。

葫芦蜜汁饮

【原　料】新鲜葫芦、蜂蜜各适量。

【做　法】将葫芦绞汁，用蜂蜜调服。每日 2 次，每次 50 毫升。若煮水饮服则剂量加倍。

【功　效】补肾、利尿、降压。适用于肾精亏虚型高血压患者。

菊槐茶

【原　料】龙胆草10克，菊花6克，槐花6克，绿茶6克。

【做　法】将菊花、槐花、绿茶、龙胆草捶捣均匀后放入沙壶，然后用开水冲沏，10分钟左右即可饮用。

【功　效】滋肝明目、养阴润燥。适用于高血压患者以及头痛目赤、耳鸣眩晕等症。

海带绿豆糖水

【原　料】海带60克，绿豆150克，红糖适量。

【做　法】将海带先干蒸至软洗净，加水适量再与绿豆同煮，烂熟后可加红糖调味。

【功　效】补心、行水、清热解毒、软坚化痰、消瘿瘤。适用于高血压、脚气水肿、颈淋巴腺炎、单纯性甲状腺肿、小儿暑天痱毒、痰热咳嗽等症患者。

冰糖海参饮

【原　料】水发海参50克，冰糖少许。

【做　法】把海参炖烂后，撒入适量的冰糖，再炖片刻即可。

【功　效】补肾益精、养血润燥。适用于高血压患者。

双耳甜茶

【原　料】黑木耳15克，银耳15克，冰糖15克，蜂蜜15毫升。

【做　法】将黑木耳、银耳分别用冷水泡发，去蒂后洗净，撕开放入大碗中，加适量冰糖及清水，拌匀，上笼蒸30分钟，取出后稍凉，调入蜂蜜即成。

【功　效】滋阴润燥、活血降压。适用于各型高血压患者，对伴有动脉粥样硬化、眼底出血症者尤为适宜。

鹌鹑蛋牛奶饮

【原　料】牛奶1杯，鹌鹑蛋5个，白糖少许。

【做　法】

❶ 用旺火将牛奶煮沸。

❷ 再将鹌鹑蛋逐个打入，直至蛋熟。

❸ 再放入白糖，拌匀即可。

【功　效】利水除湿、补益脾肾、降低血压。适用于高血压患者食用。

葫芦瓜冰糖水

【原　料】葫芦瓜 500 克，冰糖适量。

【做　法】葫芦瓜洗净后，连皮切成块，按常法煎成汤，食用时加冰糖调味即可。

【功　效】清热利尿、安神醒脑。适用于高血压、口疮、尿路结石、烦热口渴等症患者。

荠菜山楂茶

【原　料】新鲜荠菜 200 克，山楂 30 克。

【做　法】

❶ 将山楂拣去杂质，洗净，切成片，盛入碗中，备用。

❷ 将荠菜去杂，连根、茎以及花、果、叶洗净，切碎，放入沙锅，加足量水，大火煮沸，加山楂片，改用小火煨煮 20 分钟即成。

【功　效】和脾化痰、行气散淤、降脂降压。适用于各型高血压患者，对伴有高脂血症者尤为适宜。

决明罗布麻茶

【原　料】炒决明子 12 克，罗布麻 10 克。

【做　法】将上 2 味用沸水浸泡。

【功　效】清热平肝、降低血压。适用于高血压、头晕目眩、烦躁不安属肝阳上亢患者。

玉米须饮

【原　料】玉米须 50 克。

【做　法】将玉米须加水煎汤，或用沸水冲泡。

【功　效】利水、通淋、降压。适用于高血压患者食用，也可用于胆囊炎、小儿轻型糖尿病患者。

佛手柑饮

【原　料】佛手柑 15 克，白糖适量。

【做　法】上 2 味一起泡茶。

【功　效】醒脾开胃、疏肝理气。适用于高血压患者。

杏仁无花果饮

【原　料】杏仁 10 克，无花果 5 个。

【做　法】将无花果切 4 块，与杏仁一起加水稍煮，沸后饮服，服完再以开水冲泡。

【功　效】降压、抗癌、降糖。适用于高血压、肿瘤、糖尿病患者。

杞菊茶

【原　料】枸杞子 20 克，菊花 5 克。

【做　法】将枸杞子、菊花分别拣去杂质，同放入杯中，用沸水冲泡，加盖闷 15 分钟。

【功　效】滋补肝肾、平肝明目。适用于各型高血压患者，对阴虚阳亢型高血压尤为适宜。

竹笋汁

【原　料】鲜竹笋（量不限）。

【做　法】将鲜竹笋去壳洗净，清炖取汁。

【功　效】健脾、祛痰、化湿。适用于痰湿壅盛型高血压患者。

龙茶散

【原　料】绿茶 50 克，龙胆草 30 克。

【做　法】将上 2 味共研细末，用温水冲泡。

【功　效】清热泻火、平肝降压。适用于肝火旺盛型高血压患者。

柿叶蜜茶

【原　料】干柿叶末10克（鲜品用20克），蜂蜜5毫升。

【做　法】

❶ 将干柿叶末放入杯中，用沸水冲泡，加盖闷10分钟。

❷ 将柿叶茶倒入另一杯中，加蜂蜜少许，搅匀后即可饮服。

【功　效】平肝凉血、清火降压。适用于肝火上炎、肝阳上亢型高血压患者。

平肝清热茶

【原　料】龙胆草、醋柴胡、川芎各1.8克，甘菊、细生地各3克。

【做　法】将上药混匀，捣碎成粗末，水煎。

【功　效】清热平肝、滋阴活血。适宜于早期高血压属肝阳上亢型病患者食用，也可用于急性眼结膜炎、慢性胃炎患者。

芹菜鲜汁茶

【原　料】新鲜芹菜（包括根、茎、叶）500克。

【做　法】将芹菜洗净、晾干，放入沸水中烫泡3分钟，捞出，切成细段，捣烂取汁。

【功　效】平肝降压。适用于各型高血压患者，对伴有高脂血症、糖尿病患者尤为适宜。

胖大海二豆饮

【原　料】胖大海1个，绿豆50克，赤豆50克。

【做　法】绿豆与赤豆以水泡发后煮开花，趁热放入胖大海，稍加沸水，胖大海泡发即可。

【功　效】清利咽喉、清热解毒、清利湿热。适用于急慢性咽喉炎，高血压、舌苔黄腻、肝火上炎、口干舌燥，夏季暑热，下肢皮炎等症患者。

莲子心车前子饮

【原　料】莲子心 5 克，车前子 10 克。

【做　法】将车前子炒研，将上述 2 味开水冲泡。

【功　效】清心安神、利尿降压。适用于高血压。

莲子核桃饮

【原　料】莲子 100 克，核桃仁、山楂各 50 克，甜杏仁 15 克，冰糖 10 克。

【做　法】

❶ 核桃仁、甜杏仁用沸水浸泡，去皮。山楂切片。冰糖打成屑。

❷ 莲子、核桃仁、山楂片、杏仁、冰糖屑一同入锅，加水适量，中火烧沸，用小火炖煮 20 分钟即成。

【功　效】补气血、降血压、护心脑。适用于高血压患者。

莼菜冰糖饮

【原　料】鲜莼菜 50 克，冰糖 10 克。

【做　法】加水常法煮开或炖熟。

【功　效】益气、利尿、降压。适用于高血压、水肿患者食用。

白茅根茶

【原　料】干白茅根 250 克（或鲜者 500 克），白糖适量。

【做　法】将白茅根剪去根须，洗净切碎，放入沙锅内，加水 4 碗及白糖适量，煎成 2 碗浓液。

【功　效】清热止渴、利水消肿、凉血止血、降血压。适用于高血压患者食用，也可用于急性肾炎水肿、乳糜尿、急性传染性肝炎者。

豌豆苗蜜汁

【原　料】新鲜豌豆苗 250 克，蜂蜜 30 毫升。

【做　法】将新鲜豌豆苗洗净，放入冷开水浸泡片刻，切碎，连同浸泡的冷开水同放入家用果汁机中，快速搅打，过滤取汁，放入杯中，调入蜂蜜，拌匀即成。每日早、晚分饮。

【功　效】滋阴降压。适用于营养不良性水肿、维生素 B_1 缺乏、口渴、痢疾、高血压等。

花生秧降压茶

【原　料】花生秧、花生叶各 30 克。

【做　法】将上 2 味一起放入锅内，加水适量煎取汁液。

【功　效】降低血压。适用于高血压患者。

葡萄芹菜汁

【原　料】葡萄、旱芹菜各适量。

【做　法】将葡萄洗净捣烂，放入洁净的纱布中绞汁 200 毫升；旱芹菜洗净去根，切碎捣烂，也绞取 200 毫升汁，将两种汁液混合均匀。

【功　效】益肝阴、平肝阳、祛风清热。适用于肝阳上亢型高血压患者。

啤酒花决明子饮

【原　料】啤酒花 15 克，决明子 10 克。

【做　法】将以上 2 味用开水冲泡。

【功　效】降压、祛脂、通便。适用于高血压伴习惯性便秘、高脂血症患者。

生地瓜汁

【原　料】生地瓜 250 克。

【做　法】将地瓜洗净去皮切小块，用净纱布包好绞取汁液，冲入适量凉开水。

【功　效】清热生津。适用于高血压患者。

桑菊薄荷饮

【原　料】桑叶 10 克，菊花 5 克，薄荷 3 克。

【做　法】桑叶晒干揉碎，同菊花、薄荷叶一同放茶杯内，用沸水冲泡 10 分钟。或把桑叶、菊花及薄荷叶适量一同放入搪瓷杯内，加水适量，煮沸后即可饮用。

【功　效】清热解毒、消炎利咽、清肝明目。适用于风热感冒、急性咽喉炎，高血压头痛眩晕、面红目赤、咽干舌燥、大便秘结等症患者。

啤酒花茅根饮

【原　料】啤酒花 15 克，白茅根 30 克。

【做　法】将以上 2 味水煎，留汁去渣。连煎 3 次。

【功　效】利尿、降压、止血。适用于慢性肾炎水肿、血尿、高血压、蛋白尿等病患者。

荸荠海带汁

【原　料】鲜荸荠 500 克，海带 50 克。

【做　法】将荸荠去皮，海带洗净，切碎，下锅煮开，冷却后当饮料服用。

【功　效】降血压。适用于高血压患者。

脑清茶

【原　料】炒决明子 250 克，甘菊、夏枯草、橘饼、首乌、五味子各 30 克，麦冬、枸杞、桂圆肉各 60 克，黑桑葚 120 克。

【做　法】将上述药分别捣碎为粗末混匀，用开水冲泡。

【功　效】清肝明目、养血滋阴。适用于高血压患者食用，也可用于动脉硬化、冠心病、神经衰弱者。

柿子汁鲜奶

【原　料】柿子 2 个，新鲜牛奶 1 瓶（约 200 毫升）。

【做　法】将柿子洗净，连蒂及皮切碎，去子后捣烂，放入家用果汁机中快速搅成糊状，用洁净纱布滤汁，将柿子汁兑入牛奶，搅拌均匀即成。

【功　效】清热止渴、养阴降压、适用于阴虚阳亢型高血压患者。

黑芝麻虾皮饮

【原　料】黑芝麻15克，虾皮20克。

【做　法】将黑芝麻用微火炒熟，研碎，与虾皮同入沙锅，加适量水，用中火煨煮5分钟即成。

【功　效】补益肝肾、滋阴降压。适用于各型高血压患者，对阴阳两虚型高血压尤为适宜。

山楂葵子茶

【原　料】山楂、葵花子仁各50克，红糖100克。

【做　法】将以上3味加水适量，炖汤即成。

【功　效】健脾、补中、益气，适用于气血虚型痛经、高血压、冠心病伴有心绞痛等病患者。

橘皮饮

【原　料】橘皮、杏仁、老丝瓜各10克，白糖少许。

【做　法】将老丝瓜、橘皮洗净，杏仁去皮，一起放入锅内，加水适量，用大火烧沸后，改用文火煮30分钟，稍凉去渣取汁，加入白糖搅匀即可。

【功　效】燥湿、化痰、降压。适用于痰浊中阻型高血压患者。

大蒜蜂蜜酸牛奶

【原　料】蜜渍大蒜头2个，酸牛奶100毫升，蜂蜜10毫升。

【做　法】将蜜渍大蒜头掰开，去茎，切碎，与酸牛奶一起放入家用果汁机中，快速打匀，取汁，放入蜂蜜，拌匀即成。

【功　效】消积解毒、行滞降压。适用于各型高血压患者。

萝卜葱白饮

【原　料】萝卜1个，葱白6根，生姜15克。

【做　法】用水3碗先将萝卜煮熟，再放葱白、生姜，煮剩1碗汤。

【功　效】宣肺解表、化痰止咳、理气和胃。适用于风寒咳嗽、慢性胃炎

(胃寒型)、高血压患者。

蚕豆花露

【原　料】干蚕豆花 2500 克，冰糖适量。

【做　法】将上 2 味蒸成露 1250 毫升，贮于瓶内。

【功　效】凉血止血、降血压。适用于肝阳偏亢型高血压患者食用，也可用于咯血、血热漏下者。

钩藤荔枝饮

【原　料】钩藤 12 克，荔枝干 15 克，冰糖少许。

【做　法】钩藤与荔枝干一起水煎去渣取汁，加入冰糖。

【功　效】清肝、利头目。适用于肝阳上亢型高血压患者。

明目延龄饮

【原　料】霜桑叶 10 克，菊花 10 克。

【做　法】将霜桑叶、菊花加水 500 毫升，用文火煎半小时，静置片刻，滤取汁液。

【功　效】清热散风、平肝明目。适用于肝阳上亢型高血压患者。

苹果皮蜜茶

【原　料】苹果皮 50 克，蜂蜜 25 毫升，绿茶 1 克。

【做　法】将苹果皮洗净，加清水 450 毫升，煮沸 5 分钟，加入茶叶、蜂蜜即可。

【功　效】养阴、清热、降压。适用于高血压患者。

罗布麻五味子茶

【原　料】罗布麻叶 6 克，五味子 5 克，冰糖适量。

【做　法】将以上 3 味用开水冲泡代茶饮。

【功　效】可降血压，改善高血压症状，防治冠心病。适用于高血压患者食用。

老年高血压患者的四季饮食

·春季饮食护理·

春天是万象更新、生机勃发的季节。风为春季的主气，善行而数变，具有开发、向上、向外的特征，易侵袭人体的头部，又“风为百病之长”，易挟寒、湿、燥、热诸邪侵犯人体，高血压患者饮食起居偶有不慎，变生他病，从而加重本病的发生。春季饮食宜“省酸增甘，以养脾气”。

中医认为脾胃是后天之本，多食牛乳、山药、木耳、薏仁、银耳，以利清肝养脾；少食或不食生冷食物；合并过敏者忌食发物，以免引起哮喘或老伤。春季易缺乏维生素，此时许多新鲜蔬菜上市，如春季的菠菜最佳，其中含有大量的抗氧化剂，抗衰老，营养丰富，能防止记忆力减退。春季老年人可以喝一些保健花粥，如：桃花粥、梅花粥；还可饮茵陈茶，春季幼苗采收，清洗晾干，每日取干茵陈少许、大枣 2 枚泡茶。经常饮用，能软化血管，防治动脉硬化，是难得的绿色保健食品。春季调养可打好一年的基础。

故应重视春季调养对老年高血压病人健康的“全年效应”。

·夏季饮食护理·

夏天外界环境炎热，体表血管扩张，阻力下降，血流增加，同时由于出汗，血容量下降，使血压下降。在饮食上，宜食甘寒，清淡少油食品，如：鱼、芹菜、洋葱，以利降脂降压，养心安神，每日食用炒菜油不能超过 25 克。忌生冷及不洁食物，防止急性肠胃炎、急性脱水等诱发脑血管病的发生。

为预防闷热天气带来的危害，要加强防暑降温措施，特别是在一天中温度最高的中午到午后尽量减少外出，注意常饮水、绿豆汤、冬瓜汤，少饮运动饮料，因其含钠、含糖量较高。若老年高血压病人患感冒，风热者多，在用辛凉解表药时要注意病人不要出汗太多，以免损伤津液，加重高血压病情。

炎热的气候，不仅对人体生理影响很大，而且对人的心理和情绪也很不利。老年高血压属于身心疾病，所以提倡用心理方法战胜酷暑。“心静自然凉”，热中求静，情绪安宁，以保持血压相对稳定。

专家连线

问：为什么夏天血压会偏低？

答：有一部分高血压患者到夏天就需要减药或者停药，其中一个很重要的原因是夏季天热，外周小动脉痉挛解除，血压下降。冬天因为寒冷，所以血管处于收缩状态，血压上升。夏天出汗，血容量、水钠潴留减少，也会使血压下降。

还有，因为冬天天气冷，我们要维持同样的体温，身体代谢是增加的。另外，冬天相对要比夏天运动得少一些，这些都会对血压有影响。所以不用太担心，即使一个正常人夏天血压也会低一些。

生活指南

问：高血压患者能多吃冷饮吗？

答：患有高血压、冠心病、动脉粥样硬化的病人，不宜大量吃冷饮。因为，过量的冷饮食品进入胃肠后，会突然刺激胃，使血管收缩，血压升高，加重病情，并易诱发脑出血。

·秋季饮食护理·

秋季万物收敛，每日温差较大。老人对秋天气候变化的适应性和耐受性较差，易致咳嗽或痰喘复发从而引起血压的波动，此季宜多食萝卜、番茄、香蕉等蔬果。多喝汤，汤内可加入芝麻、银耳、百合、蜂蜜等，以润肺生津、养阴清燥。忌辛辣燥热或过咸食品，如咸鱼、咸肉、芥菜、腌菜和乳酪等，钠盐控制在每日 4 克。戒烟限酒。秋季可以常吃南瓜，使大肠通畅，且南瓜可降低血糖、血脂。同时秋季燥邪，温度较低，易使津液不足。要保证充分的饮水，晨起一杯淡盐温开水，有利于血液稀释，减低血黏度，减少心肌梗死与中风的危险。保持居住环境适当的温度，可在室内适当洒水，或使用加湿器。

·冬季饮食护理·

冬季天气寒冷，严寒能导致人体神经功能紊乱，引起血管运动功能的改变，增加毛细血管及小动脉的阻力，使血压升高。老年高血压病人要特别注意保暖，在饮食上多喝鸡汤，多吃瘦肉、海鱼和豆制品等可产生高热量且营养丰富的食物，以增强对寒冷的耐受性，提高抗病能力。科学限制食量和热量，控制体重。冬季可喝黄精粥，既补脾气，又有润肺生津的作用，但一定要忌食大补温燥之品，慎喝药酒。配合早睡晚起，避寒就温，以养身体阳气，使体内保持阴阳平和。

老年高血压病人在勤测血压、遵医嘱服药的同时应随四季的交替更换调整饮食结构，荤素混食、粮蔬混食、粗细混食，不要偏食，养成营养平衡的饮食习惯。加强锻炼、增强体质，以适应天气变化，配合良好的心理状态，合理的营养膳食，健康的生活方式，保持血压平稳，有利于延年益寿。

生活指南

问：高血压患者冬季如何进补？

答：由于高血压属于热性病，所以患者应该避免油腻、高脂肪食品。如果要进补的话，可以适当地吃一些西洋参。

专家连线

问：高血压患者如何才能安然度过冬季呢？

答：注意室内和室外的温度不要太热，也不要太冷，冷热不要相差太大。每日测量血压，天气热血管扩张，血压下降，降压药要减量。气温突然下降，血压增高，降压药要增多。要将血压控制在正常范围内。

改·善·高·血·压·专·家·指·导

高血压护理

GAOXUEYA HULI

3

高血压日常护理

高血压是中老年人最常见的疾病之一，其发病和演变与日常生活中的精神情绪、饮食习惯、作息规律等因素密切相关。在社会竞争日益激烈和生活水平不断提高的今天，高血压的发病率显著增加，已成为一个严重的社会问题。要想从根本上解决这一问题，单靠药物治疗是远远不够的，必须注意日常的护理。

高血压日常须知

· 心情宜平静 ·

对于高血压患者，除了药物治疗外，保持心理平衡是至关重要的。对于不满意的人或事，要进行“冷处理”，避免正面冲突。要培养多方面的兴趣，积极参加力所能及的社会公益活动和适合自己的文化娱乐活动；可以培养一些业余爱好，如绘画、书法、种花、养鸟、垂钓、听音乐等。良好的兴趣和广泛的爱好可以开阔胸怀、陶冶情操，缓解身心疲劳，对于调节情绪和保持心理平衡大有裨益。

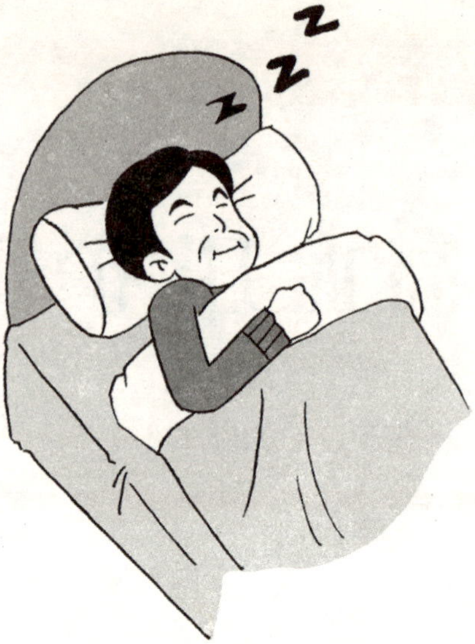

高血压患者宜睡眠充足

·睡眠宜充足·

失眠对高血压患者的影响是可想而知的，如一夜睡眠不好，次日血压定会升高，所以高血压患者必要时可加服镇静及安眠药，以便使血压维持在正常范围内。高血压病人由于大脑皮质生理功能紊乱，往往睡眠质量不佳，故应注意以下事项：

(1) 中午宜小憩一会儿，从而避免影响夜间休息。

(2) 临睡前用温水洗脚有助于安眠。

(3) 睡眠前不宜长时间看书看报，更不要看使人激动、兴奋的读物、电视和电影。

(4) 晚餐进食切勿过多、过饱，应进食清淡易消化的食物，避免过量饮酒。

(5) 每日睡眠时间应因人而异，以能很好地工作和学习为准。

·宜饮茶水，但忌饮浓茶·

有关研究认为，饮茶有降压的作用，主要有以下的依据：

(1) 茶叶含有的茶碱、咖啡因可直接刺激使其心脏兴奋，扩张冠状动脉，对末梢血管有直接扩张作用。

(2) 动物实验发现，绿茶能使麻醉兔血压明显下降，并维持较长时间。

(3) 茶能降低血清胆固醇的浓度，增强毛细血管壁的弹性，具有抗凝血和促进纤维蛋白溶解的作用，对防治高血压有良好的影响。

(4) 茶叶中含有众多无机盐成分，如钾、钙、镁、铁、锌等，对防治高血压也有良好的作用。

当然，饮茶还应注意宜淡不宜浓。临睡前不要饮茶。

·宜按时测量血压·

高血压患者日常护理中至关重要的一点，就是自测血压，以便及时掌握血压高低及自我判断降压药物的疗效。自测血压有很多客观优势，而且更便于患者掌握自己的血压状况。一般情况下，一个人的血压呈明显昼夜节律性，即在白天活动状态时血压较高，夜间入睡后血压较低。而且，调查显示，白天血压有两个高峰期，即上午 6：00～10：00 及下午 4：00～8：00。从而有必要在这两个时段测血压，从而了解一天中血压的最高点。

在判断药物疗效方面，由于不同降压药物的作用时间不相同，例如，同一类钙拮抗药有长效制剂、中效制剂，也有短效制剂。一般长效制剂降压作用持续时间长，每日服一次降压效果可持续 24 小时左右，中效制剂作用时间约 12 小时，而短效制剂持续时间短，服药后 6～8 小时疗效即消失。为了判断上述三种不同剂型药物的降压效果，有必要在下述几个时段自测血压。

每日早晨睡醒时即测血压。此时的血压水平反映了所服药物降压作用能否持续到次日清晨。如果早晨血压极高，则应测 24 小时动态血压，以便了解睡眠状态血压。如果血压在夜间睡眠时和白天水平大体相同，则应当在睡前加服降压药；如果夜间睡眠时低而清晨突然升高，则应根据实际情况在刚醒时甚至清晨3：00～5：00点时提前服降压药。

服降压药后2～6小时测血压。这是因为短效制剂一般在服药后2小时即达到最大程度的降压，中效及长效制剂降压作用高峰分别在服药后2～4、3～6小时出现，这一时段测压基本反映了药物的最大降压效果。

通过正确掌握自测血压的时间，患者可以比较客观地了解用药后的效果，从而也有助于医生及时调整药物剂量及服药时间，以及采用更为适当的治疗或用药方法来帮助患者更好地控制血压。

· 生活环境宜清静 ·

恶劣的环境不仅带来烦恼与不快，而且对高血压患者更是不利的因素，声学研究告诉我们，大于85分贝的噪声能对人体神经系统和心血管系统等产生明显的损害。例如，突然听到刺耳的警报喇叭声，就会心惊胆战或怒气顿生，此时心跳加快、血压升高。长时间生活在噪声污染很大的环境中，不但使人情绪变坏，而且血压值明显高于生活在清静环境中的人。国内外的专家研究均已证实，噪声影响人的情绪，损害神经系统和心脑血管的功能，是导致血压升高的重要原因之一。因此，高血压患者宜生活在一个比较清静的环境中，在居室内外栽些花、种些树，把周围环境打扫干净，收拾得整齐美观，使人心情舒畅。这可消除精神紧张因素，解除疲劳，常可使血压渐趋稳

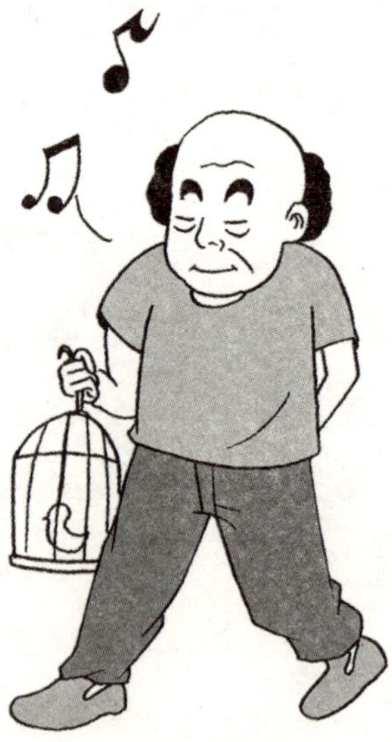

高血压患者宜精神放松

定或有所下降。

我们讲高血压患者需要清静的生活环境，主要是指不得有噪声污染，并不是说环境越安静越好。如果人长期处于超乎异常寂静的环境中（小于10分贝），又能使人脑神经迟钝，产生孤独感，在心理上引起不良反应，对高血压的康复也不利。因此在非常寂静的环境中，应放放轻音乐，创造一个适当的快乐的环境才有利于高血压的治疗和康复。

·衣带宜宽松·

高血压患者，多发于中老年人，因此要在这个年龄组的人中强调“三松”：首先，裤带宜松，最好不用收缩拉紧的皮带，宜采用卡扣式。其次，穿鞋宜松，以宽松舒适为度，多穿布鞋。第三，衣领宜松，尽量不结领带，如遇必须结领带时，应尽可能宽松。对于高血压患者来说，任何不起眼的人为因素都可能促使血压升高。有关研究表明，高血压与动脉粥样硬化症常伴随发生，而且动脉粥样硬化几乎涉及全身，其病理变化反应也是全身性的。以大腿股动脉为例，其动脉粥样硬化时血管腔狭窄，若此时过分紧勒裤带，则会进一步增加腰以下部位血液流动的阻力。为了维持人体下半身正常的血液循环，心脏这个“动力泵”不得不提高功率，血压就随之必须增高。这种血压突然升高的结果，有时会产生严重的反应。对于鞋带、衣领以及手腕扣夹的表带等，都是同样的道理，均须注意宜松不宜紧，以自然、舒适为度。

·宜经常散步·

散步是一项简单而有效的锻炼方式，也是一种不受环境、条件限制，人人可行的保健运动，大量临床实践表明，散步也是防治高血压的有效方法。通过散步，可促进四肢及脏器的血液循环，调节神经系统的功能，促进新陈代谢，调节人之情志，解除神经、精神疲劳，使人气血流畅，脏腑功能协调，降低血压，减轻或消除头晕头痛、心烦急躁、失眠等症状。

散步时要保持身体自然正直，抬头挺胸，两眼平视，呼吸自如，随着步子的节奏，两臂自然而有规律地摆动。要全身放松，缓步而行，宜以个人体力确定速度快慢和时间的长短，顺其自然，不宜强求，以身体发热、微出汗为宜，一般速度为每分钟 60～90 步，每次散步 20～40 分钟，每日散步 1～2 次。

散步随时随地均可进行，但饭后散步最好在进餐 30 分钟以后。散步时衣服要宽松舒适，鞋要轻便，以软底鞋为好，不宜穿高跟鞋、皮鞋。散步的场地以空气清新的平地为宜，可选择公园之中、林荫道上或乡间小路，也可根据个人的情况选择山地等。

·起床宜缓慢·

早晨醒来，不要急于起床。可先在床上仰卧，活动一下四肢和头颈部，使肢体肌肉和血管平滑肌恢复适当张力，以适应起床时的体位变化，避免引起头晕。然后慢慢坐起，稍活动几次上肢，再下床活动，这样血压就不会有大的波动。

·宜做太极拳运动·

太极拳是我国传统的保健方法，它同气功一样，均属于自我身心锻炼疗法范畴。实际应用表明，太极拳对增进人体健康，防治多种慢性疾病确有较好的效果，尤其是对心血管系统疾病有良好的治疗作用。因太极拳动作轻柔缓慢，且以意念引导动作，心境平静坦然，可使全身肌肉放松，故有利于血压下降。有研究表明，高血压患者在打一套太极拳后，收缩压可下降 10～20 mmHg，舒张压下降 10～15 mmHg。上海同济大学体育教研室和卫生科曾组织 61 名高血压患者进行太极拳锻炼，并取得了较好效果，总有效率达82%。

一般认为，运动锻炼必须达到一定的运动量，即达到耗氧量的70%～89%时才会有效，据初步实验观察，结果发现简化太极拳锻炼的生理强度最大耗氧量是40%，而全套太极拳锻炼的生理强度最大耗氧量亦仅有50%，但临床上都能产生一定的效果，如血压下降、症状缓解，心功能改善、高密度脂蛋白水平升高。说明太极拳是一种独特的、负荷强度不大而又安全有效的保健锻炼方法。适宜于中老年和高血压等心血管病患者。

· 宜经常进行日光浴 ·

日光浴，是让人体体表直接暴露在阳光下，并按一定的顺序和时间要求进行系统照晒，利用太阳的辐射作用治疗疾病或锻炼身体的一种方法。

在进行日光浴时，红外线能使表层组织的血管扩张，促进血液循环，使心脏跳动有力，呼吸加深，全身新陈代谢更加旺盛，对早期高血压也具有良好的治疗作用。但日光浴不能过量，必须坚持循序渐进的原则，照晒量要由小到大。

· 宜适度跳舞 ·

跳舞是有节奏的全身运动，具有疏筋活络、流通气血、滑利关节、改善机体功能等作用。由于跳舞多在音乐伴奏下进行，音乐与舞蹈的有机结合，其功效就不仅仅是两者的简单相加，而是具有更广泛的整体效应。

有些舞蹈在大多数情况下是需要踮起脚尖走步的，如跳交谊舞时，脚尖着地的机会就较多，这种姿势不但使小腿肌肉和足踝关节得到了较好的锻炼，而且还通过反射作用于大脑以调节血压，从而达到降低血压的效果。跳舞有素者常有这种体会，当紧张工作之余，走进舞厅时，便会有轻松愉快、心旷神怡之感，这对高血压患者来说无疑是有益的。据上海市老体协 1988 年调查，上海市参加迪斯科健身舞者达 10 万人，占全市中老年人的 6.1%，在抽样调查的 80 例中，有 21 位高血压患者，经过半年的健身舞锻炼后，其平均血压由原来的 159.63/101.84 mmHg 降为 139/87.5 mmHg，实为难能可贵。

跳舞对高血压症虽有很好的疗效，但应注意以下几点：

(1) 必须把跳舞看成是一种健身治病的锻炼手段，而不应单纯把它看做是一种文化娱乐活动，并做到持之以恒。

(2) 高血压重症，或心脑并发症及年迈体衰者，跳舞时间不要过长，更不可跳激烈的舞蹈动作。

(3) 舞场音量要适中，以轻柔缓慢的舞曲为宜，切忌放迪斯科、摇滚或重度音乐等。

(4) 跳舞应在饭后半小时进行，切忌饭后立即跳舞。

·注意温度的影响·

一般来说，气候温暖能使血压下降，气候寒冷能使血压上升。因此在秋、冬寒冷之时，要注意防寒保暖。尤其是冬季，人体皮肤受到冷刺激，血管会发生收缩，使内脏的血容量增多，人们的血压都有不同程度的升高，而高血压患者则上升得更为明显。在冬季要注意保暖，根据条件从多方面提高居室内温度，减少不必要的外出，及时增加衣服，戴好冬帽，穿宽大保暖鞋，防止因四肢受凉而反射性引起血压升高，这对高血压患者是很重要的。

在冬季，不少中老年人喜欢喝点儿白酒暖身子，借以驱除寒意，这样做要特别慎重。喝酒容易使交感神经兴奋，新陈代谢增强，容易导致脑血管破裂出血。高血压患者应避免饮酒，尤其不宜饮烈性酒。

一般人在冬天活动减少，而食欲增加，高血压患者也不例外，这可能使体重增加，加重心脏负担。因此，应适当进行体育锻炼，限制高热量饮食，以清淡食物为主。

由于冬天血压容易升高，高血压患者更应在医生的指导下，有规律地服用降压药。国内外一些专家指出，控制血压是防止脑出血等并发症的重要措施，强调要将血压控制在正常范围（140/90mmHg以下）。但在服用降压药时，要避免操之过急，一次降压不宜超过原血压的20%。血压过高者，应逐步降压，不然易发生“降压灌注不良综合征”，出现头昏、头痛、肢体麻木、无力、意识障碍、嗜睡，甚至诱发脑血栓形成、心肌梗死等严重疾病。服用降压药不可服服停停，这样会使血压上下波动幅度大，使脑血管承受的压力时高时低，容易发生破裂。提倡高血压患者“终身服药”，根据血压及自觉症状，随时调整用药品种，使血压经常保持在正常范围内。

高血压日常生活禁忌

忌情绪过激

生气、暴怒、紧张或过度高兴等都会使全身小血管收缩，从而导致血压迅速升高，心率加快，心肌耗氧量增加，心脏负荷加大等。高血压患者本来就身体状况不佳，若再加上情绪波动，难免会使病情加重，甚至诱发心肌梗死、脑出血等。临床上因情绪突变引起血压骤升以致中风或死亡的病例屡见不鲜。

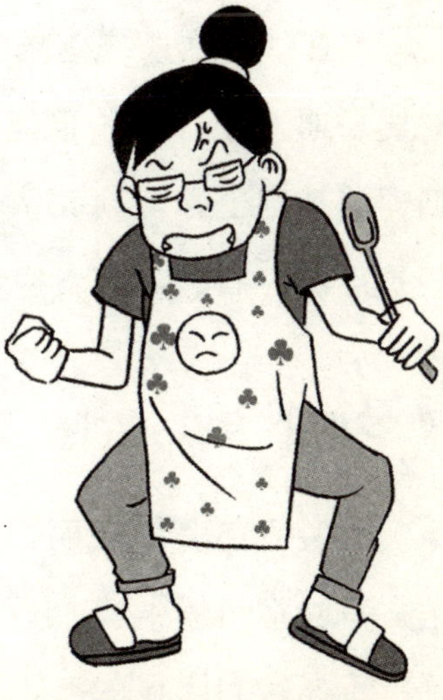

高血压病人忌情绪过激

从现代医学角度来讲，情绪过激，不论是愤怒、焦虑、恐惧，还是大喜大悲，都可能使血压骤然升高，其原因是由于神经、精神因素引起高级神经活动紊乱，致使调节血压的高级自主神经中枢反应性增强，血液中血管活性物质如儿茶酚胺等分泌增多，小动脉痉挛收缩，从而引起血压升高。

·忌心情绝望·

现实生活中总有一些患者在发现血压增高后，心理负担过重，情绪极不稳定，终日忧心忡忡，结果导致血压居高不下，病情加重；有的患者容易消极沮丧，不愿按时服药，不肯在非药物治疗方面进行配合，等待“最后的归宿”；也有的患者因一时血压下降得不理想，对治疗失去信心，变得焦躁不安，讳疾忌医。

有关研究发现，如果一个人产生绝望心理，那他患高血压的概率就会比对生活充满希望的人高 3 倍。研究人员分析了 600 名高血压患者，发现心情绝望的人比心情乐观的人病情明显严重，而前者的并发症是后者并发症的 3 倍。

其实，高血压患者应该看到，尽管高血压目前尚缺乏治本的方法，需要长期治疗，但如果能避免增加心理负担，改变生活方式，在自我调理的基础上，配合家人、亲友和医务人员积极的护理和治疗，病情还是可以控制的，并发症也是可以防止或减轻的。

·忌抽烟·

有关研究资料表明，吸烟者的高血压发病率比不吸烟者要高 2.5 倍。有吸烟习惯的高血压患者，对降压药物的敏感性减低，抗高血压治疗不易得到明显的疗效，远期预后亦差。

吸烟对脂质代谢也有影响，可使低密度脂蛋白胆固醇升高，高密度脂蛋白胆固醇下降，从而促进了动脉粥样硬化的形成。

烟草中的尼古丁也可刺激心跳加快，并能促使肾上腺释放大量的儿茶酚胺，使小动脉收缩，使血压升高。

据研究计算，吸 1 支普通香烟可使收缩压升高 10～25mmHg。

高血压患者戒烟可使小动脉持续收缩减轻或缓解，血压逐步下降，并恢复对降压药物的敏感性，延缓及减轻动脉粥样硬化进程，减少冠心病、心肌梗死及脑出血等的发生率。

·忌盲目用中药材进补·

祖国医学在长期的实践中总结得出，高血压患者大多有肝阳上亢、肝肾阴虚、肾精亏虚等症状，所以治疗多采取滋阴潜阳、平肝熄风之法。

许多高血压患者或其亲属据此推断高血压需要进补，于是盲目购买补品服用。其实，高血压患者如需进补，重点应补阴，而一般补阳药如鹿茸、海狗，补气药如人参、黄芪属忌用范围，即使是有明显气虚症状的高血压患者，在使用补气药时，也只能采用药性平和的缓补药物，而且要在补阴的基础上补气补阳，而不是单独使用补气壮阳药材或补品。这是因为补气药具有升散的性质（中药有升降浮沉、寒凉热温的区别），而补阳药不仅具有升阳的性质，还有温热的特性，高血压患者一旦服用这些具有升阳、温热特性的补气壮阳药，不仅不能治病，反而会使血压升高，等于“火上加油”。高血压患者可以根据病情适当进补，但必须明白进补是针对虚证而言的，而且要辨明是气血阴阳之虚的不同，如肝血不足、肾阴虚的高血压，表现为头昏眼花、眼涩羞明、心烦失眠、口苦咽干等症者，切忌盲目进补。有些高血压患者晚期累及肾脏或是肾病引起继发性高血压，表现为面色苍白、贫血、水肿、气促，虽有阳虚表现，但肾功能衰退，也不能补太多动物性蛋白。

专家连线

问：高血压患者可以吃蜂胶吗？

答：高血压表现在血管老化，其原因是血液中的胆固醇、甘油三脂过高所致。随着年龄的增长，血管像其他器官一样，逐步老化、硬化，从而使血压升高来促进血液循环。血压高不仅会加快血管硬化，还会导致血栓形成和脑动脉硬化而破裂等危险发生。由于蜂胶中的黄酮类物质具有很强的抗氧化能力，不仅可以减少过氧化脂质对血管的危害，防止血管硬化，而且还能有效地降低甘油三脂的含量，减少血小板的聚集，改善了微循环，可以降低过高的血压，防止意外事情的发生。因此，中老年人经常食用蜂胶，对高血压、心脏病、动脉硬化很有好处。

问：高血压患者怎样进补？

答：高血压患者可适当服用补阴药，如龟板、鳖甲、枸杞子、牛膝等。这些补药不仅对降压有好处，而且能缓解高血压患者头晕、目眩、耳鸣等症状，所谓“壮水之主，以制阳光”就是这个道理。当然，如果患者兼有其他的证候，也不宜一味补阴，而应辨证施治。

对于兼备补气与养阴功能的西洋参，高血压患者必须在血压平稳之后小剂量服用，以扩张血管，降低血压，切忌用量过大。

·忌随意停药·

高血压患者一旦发现自己血压升高，就应去医院，在医生的指导下服用降压药。当血压在降压药的治疗作用下下降到正常范围以内时，于是很容易联想到停药的问题。一般来说，临床上所用的降压药都是治标不治本，往往降压药一停，血压又反弹回升，有时血压上升得比原有血压水平还高。因此，高血压患者，不论服用什么药，通常只有减少药量比较合适，而不能停药。值得提出的是，在降压药物中有些药物不能突然停止使用，如中枢性交感神经抑制药，常用的药物如可乐宁、甲基多巴等。如果用药时间比较长突然停药，即可出现“反跳”现象，患者表现出神经过敏、不安、焦虑、震颤、恶心、出汗、失眠、心率加快、快速性心律失常，特别是血压升高。严重者可诱发急性心肌梗死、高血压脑病甚至猝死。还有β-受体阻滞药，如氨酰心安、美多心安（倍他乐克）、心得安等，也不能突然停用。如果突然停用，就会出现大量代偿性增生的β-受体，致使交感神经兴奋性极度增强，导致心率加快、心肌耗氧量增加。如果合并冠心病，可以诱发心绞痛、心肌梗死甚至猝死，尤其是能引起血压突然升高，甚至引起高血压危象、高血压脑病、心律失常、心力衰竭等。因此，高血压患者忌随意停药。如果服药后血压降至正常，可逐渐减少降压药的品种和剂量，并密切观察血压的变化。观察一段时间后，如血压仍然正常，可再次减少药量，直至降压药品的停用。

对绝大部分高血压患者而言，轻易停药属于治疗大忌，因为高血压差不多属于终身病、顽固病，停药极易导致病情反复。有的专家认为，停药后导致的靶器官损害甚至比未服药时更加严重。但并非所有的高血压患者都需要终身与降压药为伴，因为降压药物毕竟有明显的毒副作用，如果停药后病情稳定，当然以不服药或少用药最为理想。那么，有哪些高血压患者可以考虑停用降压药物呢？

（1）对那些通过治疗，血压控制十分满意，且治疗时间较短者（在5年以内）可考虑逐步减药乃至停药，如成功停药1年仍无复发，说明可以停药。但停药后必须坚持运动、限盐、禁烟等综合性预防措施。

(2) 对血压上升幅度不大，如收缩压低于 145 mmHg，舒张压低于 85 mmHg，且无冠心病、糖尿病的高血压患者，可停用药物，改用生活方式干预手段来控制血压。所谓生活方式干预，是指严格控制食盐的摄入量（每日 6 克以下），每日进行有氧运动 45 分钟（慢跑、球类或游泳），以及坚决戒烟、忌酒，通过生物反馈方法（如气功等）放松紧张情绪等。在停药期间，须反复测量血压，最好每日 1 次，如血压无明显诱因而急剧上升，则应继续服药。

(3) 对已查明“病根”的症状性高血压，如肾动脉狭窄、甲状腺功能亢进及胰岛细胞瘤者，治愈原发病后可以停用降压药物。总之，高血压患者减药、停药都应特别谨慎，要在医生的严密监控和指导下进行，千万不能急于求成、草率行事。

·忌性生活无节制·

凡有严重高血压、冠心病不稳定性心绞痛、心肌梗死、心功能不全和脑血管病的患者，都应节制性生活。事实上，在性生活过程中由于血压突然升高而发生心肌梗死、脑血管意外甚至猝死的大有人在。

专家连线

问：高血压患者可以过性生活吗？

答： 由于高血压属于常见多发病，各型高血压患者一般都拥有正常的婚姻。存在婚姻就有性生活。不少患者有种种疑虑，特别是得过心肌梗死或脑血管意外的人，对此精神压力更大，他们对性生活具有恐惧、紧张、压抑、焦虑等心理，怕性交时疾病引发，而患者的配偶或为了亲人的“生命安全”昼夜避免与其性接触，或不能体谅而抱怨生活质量恶化。另外，高血压患者由于服用某些降压药物，少数患者可能致使性功能下降。但有时药物可能仅是诱发心理障碍的因素，服用一段时间后上述症状会逐渐减轻或消失。如症状突出或1个月内，上述症状仍不见减，可请医生换用其他降压药。

高血压患者应尽量减少性生活频率，缩短持续时间，选用合适的体位，控制其强度。不论男性女性，在性兴奋期均有心动过速和血压上升等反应，临床上曾有性生活中引起高血压意外并发症的发生，因此，中高度高血压患者应积极治疗控制好血压，以免在性生活兴奋期血压骤然上升而发生意外。

并发有心脑血管病的患者，如病情较稳定，日常生活能自理，上两层楼时无明显心悸、气短、头晕、乏力、胸闷、胸痛时便可恢复性生活。认为性生活会“大伤元气”而长期压抑自己，偶尔为之又恐惧、紧张，这对疾病的影响远远超过性生活本身的影响，所以，患者应消除疑虑，可以过适度和谐的性生活，这往往对疾病的康复是有益无害的。

如在性生活时出现轻微头晕、胸闷、紧张等，患者可事先服用镇静药；在性生活中如出现明显头晕、乏力、胸痛、胸闷、恶心等，即应中止。

性生活是人正常生活中的重要部分，应进行合理、认真的安排，不应羞于启齿，应向医生求教。这是一个既严肃又复杂的实际问题。患者、家属、医生都必须正视它，认真科学地对待它。

血压不是很高，并发症不是很严重的高血压患者，可有节制地进行性生活，但要注意以下几点：

(1) 性生活前1小时口服降压药，尽量使血压降至正常范围内。

(2) 性生活时采用侧位或者患者在下面的体位，以避免挤压而使血压有波动。

(3) 性生活时动作不宜过猛、过急，要缓慢、柔和地进行。一旦任何一方感到头晕、心悸或精神恍惚时，都应立即停止性生活。

(4) 如果在性生活过程中发生意外，一要冷静，二要设法及时得到医疗帮助。若家中有血压计，宜及时测血压，以了解血压变化情况，便于对症处理。

忌冷水洗浴

冷水浴可以使人的心跳加快、血液循环加速、代谢增快、食欲增加、机体抵抗力增强，是一项非常有益的锻炼项目。但是，它对高血压患者来说，却是不适宜的。

这是因为：高血压患者，特别是长期高血压患者，周身血管和心、脑、肾都有不同程度的病变，如小动脉透明样变性，管腔变窄，大中动脉粥样硬化；心肌肥厚并扩大；病情进展极易出现心力衰竭或冠状动脉粥样硬化性心脏病；由于长时期的高血压，脑内可的形成许多微小动脉瘤，一旦破裂便会引起脑出血。此外，脑血管硬化变窄，还会导致脑血栓形成。在这种情况下，若再洗冷水浴，寒冷的刺激便会使外周血管痉挛，回心血量增多，体内儿茶酚胺释放增多，使血管进一步收缩，血压继续升高，使已经有病变的心、脑、肾的负担进一步加重。这就像让一匹有病的老马去拉一辆异常沉重的马车，其结果必然是车拉不走，还会把马累坏。所以，高血压患者是不适宜洗冷水浴的。

忌蹲着大便

老年人若蹲着大便，会使腹股沟和腘窝处的动脉血管折曲度大大减小（通常会小于40°），使下肢血管也严重弯曲，这就会造成血液流通障碍；加之排便时往往要屏气用力，腹压增高，就会使血压急剧升高，由此很容易造成脑部血管破裂出血，从而发生脑血管意外。日常生活中经常有一些老年人在厕所里发生脑卒中，轻者昏迷不醒、偏瘫，重者造成死亡。如果采取坐着大便的方法，就可以避免上述现象的发生。因为坐着大便时，下肢弯曲度在90°左右，不会造成血流障碍，也不会使血压升高，当然就不易发生意外了。所以，老年人应尽量不采用蹲着的姿势大便。农村里如果安装坐便器不方便的话，可以给老年人准备一个中间挖孔的方凳放在厕所里备用，以免除老年人蹲便之苦。

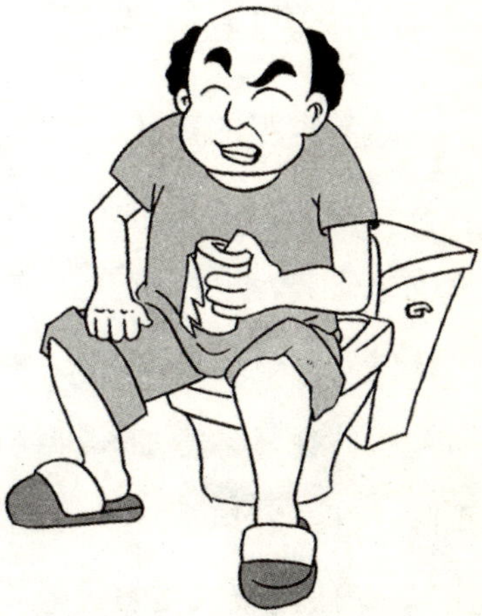

高血压病人忌排便用力

高血压患者大便时急躁、屏气用力，可诱发高血压升高，有诱发脑出血的危险。便秘有害于身体健康，因此最好每日排便，养成每日定时排便的习惯。有便秘的人千万不要将便秘视为小事而抱无所谓的态度。要减轻便秘症状，应多饮水，多吃蔬菜、水果及含纤维素丰富的食品，也可加食蜂蜜，以利于肠蠕动，防止粪便干结。严重便秘可用开塞露润滑通便，但不宜滥用泻药。同时要就医诊查便秘的原因，以除病根。

·忌炒股票·

“炒股票，玩的就是心跳”这话是有道理的。炒股者或赚或赔，精神都高度紧张。赚了，喜形于色；赔了，悲怒交加，其心理很难进入正常状态之中。在股民大军中，老年人并不鲜见。但是，从保健养生的角度看，老年人是不宜炒股票的，尤其是患有高血压的老年人更不宜炒股。

股市专家坦言：炒股风险大，赚者少，赔者多。赔赚不说，老年人炒股，必然要应付十分快的生活节奏，每日都要盯着行情，这对老年人的健康就很不利。据报载，一炒股老人因股价暴跌，难以承受巨大的精神打击，突发心脏病猝死。因此，奉劝老年人，最好不要炒股。

·忌长时间看电视·

随着电视的普及，如今看电视已成为人们业余文化娱乐生活的重要内容。然而，电视对人体健康有没有影响？这是人们普遍关心的问题。据国外研究，电视机在工作时，其显像管会发射一种较强的电子束，对人体健康有一定的影响，尤其对血压的影响更大。长时间看电视后，可引起机体耗氧量增加和神经系统疲劳及感官能力减退，使人的工作效率下降，连续看电视 5 个小时以上时，血压明显升高，此称之为“升压反应”。一般健康人在看过电视后不久，升压反应即消失，血压很快便恢复正常，但高血压患者的升压反应却可持续 10～15 小时，少数人还会出现颅内刺激症状，甚至诱发脑卒中或急性心肌梗死等。据柏林心血管病中心研究所报告，所有高血压患者在看完电视之后，血压均上升，大约有 1/3的患者的血压直至次日还不能恢复到原有水平。

关于看电视引起升压反应的机制尚在探索之中。根据初步研究结果认为，造成升压反应的原因，除了精神上的应激反应（尤以紧张、恐怖及悲伤的情节画面影响为著）和电视机的辐射之外，闪光、声音的刺激亦是重要因素，因此，为了您的健康和安全起见，不论是高血压患者还是正常人，看电视时均须注意以下几个问题：

(1) 每次持续看电视的时间不应过长，通常以不超过 2 小时为宜。中途应休息片刻，到室外走走，眺望远方，活动肢体，呼吸新鲜空气。

(2) 看电视时，室内光线不宜太暗，最好是有较弱的侧光照明。

(3) 避免电视画面“跳跃”、“闪烁”，惊恐悲切的情节，高血压患者以不看为宜。

(4) 看电视后若有不适反应时，就应及时节制，以免造成不良的后果。

(5) 看电视的距离以距电视机2米以上为宜，视线的水平高于电视机屏面中心13°为宜。

· 忌长时间打麻将 ·

打麻将是老年人喜爱的一种娱乐活动，它能调节精神、丰富生活、开动脑筋，减缓智力衰退，延缓机体内器官老化，对身心健康是有一定益处的。但是同其他娱乐活动一样，必须适可而止。因为，老年人有着年老体弱的种种生理特点，若是日久成瘾，就会给身心健康带来极大的危害。

对于老年人和高血压患者来说，更是如此，所以必须注意以下几点：

(1) 忌饭后即打。老年人消化液分泌减少，消化功能减退，饭后应稍事休息，让血液更多地供应肠胃，以促进食物的消化吸收。如果放下碗筷即搓麻将，紧张地用脑，就会减少肠胃的血液供应，导致消化不良和肠胃病的发生。

(2) 忌时间过长。如果打麻将一坐就是半天甚至一天，会使下肢血液回流速度缓慢，出现下肢麻木、疼痛、浮肿等症状，甚至发生下肢静脉栓塞。所以，坐1个小时左右，应适当地站起来活动一下肢体。

(3) 忌情绪波动。老年人血管弹性差，有的患有动脉硬化、高血压、冠心病等血管疾病。如果过度兴奋、紧张，则会刺激体内交感神经，使心跳加快、血压升高，容易诱发中风、心绞痛、心肌梗死，甚至发生猝死。所以，搓麻将作为一种娱乐、消遣，应心平气和，不要为一张牌争得面红耳赤，不要把胜负看得太重，更不要赌钱。

(4) 忌熬夜打牌。有些中老年人的夜生活常常是以打麻将的方式消遣掉的。要知道，老年人的生理功能减退，容易疲劳，而且不易恢复，故应有足够的睡眠时间。否则就会出现头昏眼花、精神疲劳，诱发出其他疾病来。

(5) 忌忽视卫生。人到老年，身体的免疫功能减退，抗病力差，一旦遇到微生物感染，就容易发病。因此在打麻将前后应该洗手，中途不要嗑瓜子或用手拿食物吃，同时还应将麻将经常放在阳光下暴晒。

·忌持重物·

与普通人相比，搬重物的人容易发生重症高血压。这是因为如果搬动重物，一时性地增大运动量，会增加氧的消耗量，所以血液循环量必然增大，因而使血压上升。当然不必说，搬运一结束，氧的消耗量也开始下降，血压也随之下降。

可是从事搬运重物工作的人，在反复的血压上升下降中，终于成为了真正的高血压患者了。

这种拿重物后血压上升的身体反应无论是谁都会有。可是健康人与血压高的人相比较，血压高的人血压上升值绝对比正常人大得多。健康人因持重物而上升的血压，工作结束后就会恢复原状。血压高的人，因血压值上升得大，会更加超越危险的界限，特别是从年轻时就从事体力劳动、对体力有自信的人，渐渐不自量力地骄傲自大，往往突破危险界限，造成意想不到的后果。因此，高血压患者应忌持重物。

·忌开车运动·

现代社会可以说是车的世界，完全不用车是很难的。可是对于患有高血压的人来说，开车往往比正常健康的人增加一倍以上的精神上、肉体上的负担。

一般说来，开车必须不断注意其他车和步行者，所以比人们想象得还要疲劳。况且，血压高的人因身心紧张，血压更会上升。过度绷紧神经，血压就会恶化，所以应充分注意。

必须自己开车时。尽可能慢速，保持平均速度，然后留心放松地开车，另外，如果感到疲劳，不要过分勉强自己，充分休息也是重要的。

血压高的人开车时，视野不清或一闪一闪冒金星，就是危险的信号。这时要立即停车休息，或者请他人代替开车，超出正常时过度固执地勉强自己，就是产生大事故的原因。

·冬季起居忌受凉·

寒冷的天气可以诱使血压升高，所以提醒高血压患者应注意防寒，对防止病情恶化十分必要。

寒冷的天气会使血压升高。其机制是：

(1) 为了保持体温、减少散热，机体毛细血管收缩，会使外周血管阻力增加。

(2) 气温低，人们出汗少，会使血流量增加。

(3) 寒冷时，人们饮食增加，会食入过量碳水化合物、脂肪及盐类食物，这些食物会同时增加水分摄入及保留，致血流量的增加。

(4) 冬天寒冷，散热快，为了保持体温，人体交感神经兴奋，既能使体内营养物质分解加快，又会引起心血管功能活动增加。

因此，人们到寒冷季节时，血压升高，而高血压患者的血压则上升得更为明显。

所以，做好冬季保暖相当重要，包括：房间湿度要适宜，防寒衣服要足够，特别是从室内到室外活动之中，要经过一个适应过程，强调穿好衣服后再外出。衣着的款式要简单、宽松又合体，穿脱方便，最好不要准备套头的衣服，纽扣也不宜多。不要穿过紧的衣裤，因过紧的着装有碍血液循环，也不利于体表水分的蒸发。特别是心肺功能不佳的老人，上衣不要太紧、太重、太厚，以免引起憋气感。同样，睡衣的要求也是宽大、简便、舒适。

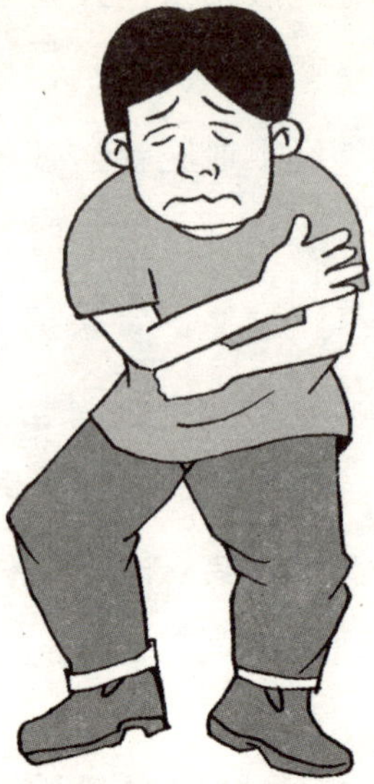

高血压病人忌受寒受冻

那么，寒冷的冬季高血压患者应怎样防寒呢？

(1) 早晨起床洗脸、刷牙时要尽量使用温水。

(2) 早晨刚刚睁开阇朦眬的睡眼，不要立即起床，而应在被窝中慢慢活动后再起来。

(3) 夜里最好事先在室内准备便盆。

(4) 要想办法使寝室和睡衣、睡眠用具变温暖。

(5) 去厕所和洗手间时应穿上保暖的衣服。

(6) 洗衣做饭时，不要猛地把手伸入冷水中。

(7) 洗澡时，应先把浴室弄暖和一点儿，这点必须多加注意。

(8) 避免突然去十分寒冷的室外，如果必须出去，要多加点儿衣服，并戴上帽子、口罩、手套或围巾等。

(9) 在等电车和汽车的时候，不要待在原地一动不动，应适当地活动活动筋骨。

除此之外，在家里也有必要做好应对寒冷的防范措施。因为白天有取暖设施的室内，一到夜里温度就会迅速地降低。

·临睡前不宜服用降压药·

有的高血压患者以为睡前服用降压药，可以“平安过夜”，殊不知这样会有危险。因为当入睡以后，人体新陈代谢降低，血液循环减慢，血压也会有一定的自然下降，尤其是入睡后2小时最明显。如果在临睡前服用降压药，2小时后也正是药物的高效期，这样就可能导致血压较大幅度下降，使心、脑、肾等重要器官供血不足，诱发心绞痛、心肌梗死或脑血栓形成等疾病。故降压药宜于午前服用，而不宜在晚上特别是睡前服用。

高血压急症的家庭救护

高血压急症，是指原发性或继发性高血压在发展过程中，或在某些诱因作用下，血压突然增高，无论有无症状，收缩压超过200 mmHg或舒张压超过140 mmHg。有的血压虽为中度增高，但并发了急性左心衰竭、主动脉夹层动脉瘤、急性心肌梗死或急性脑血管病，均为高血压急症。如不及时抢救，则可危及生命。

1. 高血压急症常见的有：

(1) 高血压危象：因全身小动脉突然发生暂时性强烈痉挛，使血压剧增，尤以收缩压增高为著，可超过200 mmHg。面色苍白或潮红、烦躁不安、心悸、多汗、恶心、呕吐、手发抖，并可发生心绞痛、急性左心衰竭等情况。

(2) 高血压脑病：因全身小动脉，尤其脑内小动脉持续痉挛，导致急性脑循环障碍，引起脑水肿及颅内压增高的表现。血压剧增，尤以舒张压增高为著，可超过120 mmHg。出现头痛、呕吐、视物模糊、烦躁不安、抽搐、失语、肢体感觉及运动障碍、神志障碍等现象。

(3) 心脏病：如有冠心病，可发生心绞痛或心肌梗死，患者胸闷、胸痛、面色苍白、出冷汗等情况。

2. 家庭急救原则：镇定、降压、氧吸入。

(1) 高血压患者家庭应常备硝酸甘油，有条件的添置吸氧设备。

(2) 发生血压急骤升高，应去除诱因，立即休息，保持安静，避免刺激。

(3) 可抬高病人的床头30°角，以达到体位性降压的目的。

(4) 保持呼吸道通畅，把头部偏向一侧，以免呕吐物吸入呼吸道而引起窒息。

(5) 必要时吸氧。

(6) 尽快向急救中心呼救。

(7) 呼救前可应用药物：❶ 硝苯吡啶（心痛定）5～10毫克舌下含服，5分钟内开始降压，30分钟后血压平均可下降40/25 mmHg，可维持3小时以上。本药可扩张周围的血管和冠状动脉，从而使血压下降。适用于各种病因引起的高血压急症，且降压作用迅速。❷ 硝酸甘油0.6～1.2毫克舌下含服，3分钟起效，维持时间短，可重复使用。本药可扩张周围血管及冠状动脉，尤适用于伴有心绞痛或胸闷者。❸ 安定2.5～5毫克口服，用于烦躁不安者。

(8) 送医院途中要严密监护患者的神志、呼吸、脉搏、心率、血压及并发症等病情变化。

高血压特殊人群防治

儿童青少年与高血压

20 世纪 70 年代以来，儿童青少年高血压越来越受到重视，这是因为，儿童及青少年高血压与成年人高血压及其严重并发症有密切的关系。世界卫生组织提出预防高血压应自儿童时期开始，由此可见，儿童青少年高血压防治非常重要。

根据 1979 年广东心血管病研究所对 3 826 名 4～14 岁农村儿童进行血压调查，按照我国沿用的高血压诊断标准，即世界卫生组织诊断标准，儿童青少年高血压患病率为 0.86%，这个数字表明在我国有成千上万儿童患有高血压，这足以引起国家有关部门的重视了。

儿童及青少年高血压诊断尚无统一标准，其正常范围与年龄有关。1987 年美国国立卫生研究所提出了儿童高血压的诊断标准（见下表）。

儿童高血压诊断标准

单位：mmHg

年龄	高血压	严重高血压
新生儿	7 天 SBP≥96 8～30 天 SBP≥104	SBP≥106 SBP≥110
幼儿（<2 岁）	SBP≥112 DBP≥74	SBP≥118 DBP≥82
儿童（3～5 岁）	SBP≥116 DBP≥76	SBP≥124 DBP≥84
儿童（6～9 岁）	SBP≥122 DBP≥78	SBP≥130 DBP≥86
儿童（10～12 岁）	SBP≥126 DBP≥82	SBP≥134 DBP≥90

续表

年龄	高血压	严重高血压
少年（13～15岁）	SBP≥136 DBP≥86	SBP≥144 DBP≥92
青少年（16～18岁）	SBP≥142 DBP≥92	SBP≥150 DBP≥98

注：SBP：收缩压，DBP：舒张压

生活指南

问：如何发现孩子是否有高血压呢？

答：家里备一个血压计，再向医护人员学习怎么使用就行了，每隔一定时间量一次，每次量1分钟就可以。4岁以上的孩子还有一种简易的计算公式：收缩压＝（年龄×2）＋80。收缩压为舒张压的2/3。一般认为，当孩子的收缩压＞120 mmHg、舒张压＞80 mmHg的时候，可以认为孩子患有高血压。如果您不能常常给您的孩子量血压，每年至少请保健医生量一次，早发现早治疗。

专家连线

问：发现孩子患有高血压时怎么办？

答：当您通过自己测量发现孩子患有高血压的时候，到医院去看医生，找出病因，往往能避免病情恶化。家长需要注意的是，虽然绝大多数孩子的高血压是由其他病引起的，但也有一些是原发的，医生找不到引起高血压的其他病因，对于这一类毛病，预防是关键，帮助孩子养成健康的生活习惯十分重要。饮食有规律、坚持体育锻炼是预防高血压的核心。

另外，还必须做到：饮食不要过咸，让孩子生活在安宁、和谐、轻松愉快的气氛中。

儿童血压测量方法与成人不同，成人舒张压测量以声音消失为舒张压，而儿童舒张压以声音突然变小，变得短促而低沉时为舒张压。测量袖带宽度同儿童年龄有关，1 岁以下为 2.5 厘米，1～4 岁为 5～6 厘米，5～8 岁为 8～9 厘米，成人则为 12.5 厘米。作出高血压诊断不能以简单的一次测量为准，如同成人一样，需要不同时间反复多次测量才能确定。

儿童青少年高血压常常在体格检查时发现，其原因多见于嗜铬细胞瘤及先天性肾动脉狭窄、大动脉炎等，其临床表现也和成年人高血压不一样，有的可能无症状，有的也表现有头痛，但特异性不强，甚至可能被误认为其他系统疾病。儿童青少年高血压中有的临床表现应该引起临床医生和家长的注意，如生长发育迟缓、恶心、呕吐、患儿发蔫不活泼、易激动生气、头痛、视力障碍，出现心功能不全表现、脑卒中、面部麻痹等，应该及时到医院进一步诊治。

儿童青少年高血压有家族史者占 50％以上。只要父母一方患高血压，其子女就有较大概率发生高血压。

另外，50％的儿童青少年高血压伴有肥胖。这些发病因素在预防儿童青少年高血压工作中应引起重视。

儿童青少年高血压患者血压较高，继发性高血压可能性较大。实际临床工作中，儿童青少年高血压中 80％为继发性高血压。因此，积极寻找高血压的病因对儿童青少年尤为重要。

常见的继发性高血压病因如下：❶ 心血管方面：先天性主动脉缩窄，腹主动脉发育不良，主动脉瓣关闭不全，动脉导管未闭等。❷ 肾脏方面：急性肾小球肾炎、急性肾功能衰竭；慢性肾炎、慢性肾盂肾炎。③ 肾血管方面：大动脉炎累及肾血管、肾动脉纤维肌性结构不良、外伤。④ 内分泌方面：嗜铬细胞瘤、原发性醛固酮增多症等。

一般来讲，根据典型的症状及有关的特殊检查，继发性高血压不难诊断。一旦确诊，则应采取积极的治疗手段去除病因，有些继发性高血压有可能治愈。

儿童及青少年对高血压的耐受力很强，一般不会发生脑卒中、心肌梗死及肾功能不全等并发症。如果发生尿毒症，可能主要由于肾脏疾病本身所致。在治疗方面，除非有明显的症状性高血压，一般不宜进行迅速降压治疗，通常应经数周到数月方可降至安全水平，治疗的目标是既允许儿童继续参加各种活动，又能预防高血压导致的各器官损害。除药物治疗外，在儿童青少年高血压时期，非药物治疗更加重要，应劝告其加强体力活动，维持理想体重，限制饮食中的钠盐含量，禁止吸烟等。

老年人与高血压

老年高血压是指 60 岁以上的人血压数值持续或非同时测量 3 次以上超过高血压诊断标准者。若收缩压≥160 mmHg，舒张压＜95 mmHg 为单纯收缩期高血压。老年人高血压患者有一半为单纯收缩期高血压。

老年高血压的发生机制不完全同于普通性高血压，系各种因素综合所致。如随着年龄的增加，大动脉硬化，弹性减退，小动脉中层的透明样变性，动脉腔径与动脉壁比值上升，致使周围血管阻力增大。随着年龄老化，肾脏皮质变薄，有效肾单位减少，肾脏排钠能力减退，老年人对去甲肾上腺素——人体内一种升血压物质的代谢、清除能力减弱，导致血浆去甲肾上腺素浓度升高，以及老年人压力感受器缓冲血压能力减退与失去平衡。由于这些不同的因素，在治疗老年高血压时，在药物的选择上应考虑到这些特点。

老年人高血压治疗包括非药物治疗和药物治疗，而且非药物治疗对于老年高血压患者来讲更为重要。在考虑非药物治疗时，应注意以下几点：❶ 减轻体重对老年高血压不是很主要的因素，实际上老年高血压肥胖者较青少年来讲比例相对要少。❷ 限制钠盐应逐渐开始，因为限钠后，老年人口味改变反而会影响食欲而损及健康。❸ 鼓励老年高血压患者做一些有规律的运动，对提高生活质量颇为有益。❹ 老年人吸烟限制不宜过严，不应过分强调改变他们已多年养成的习惯，以免影响他们的情绪，对高血压治疗反而不利。

在药物治疗方面，由于老年人各个脏器功能衰退和代谢缓慢，许多药物在老年人体内的吸收、转换及排泄等过程与青年人不一样，因而需选择有效而不良反应少的抗高血压药物。药物治疗的主要原则是剂量开始宜小，以后根据血压及反应进行调节，要慢慢增加剂量，不要操之过急，服药期间应经常监测立位血压。应根据老年高血压的特点选择合适的降压药，如老年人高血压患者，肾脏处理水与钠的功能降低，利尿剂有好的效果，肾功能正常者，宜选用噻嗪类利尿剂，避免用作用强的襻利尿药（速尿等），因为易造成脱水、电解质紊乱、高尿酸血症。一般老年人对利尿药较敏感，量宜小，应常规补钾。非噻嗪类利尿药吲达帕胺（寿比山）作用时间长，排钾作用弱，不良反应少，尤适宜于老年高血压。合并心绞痛或快速心律失常的老年高血压患者，可考虑选用选择性β受体阻滞药，如美多心安等。但应注意是否存在相应的禁忌证，如慢性气管炎、哮喘、心功能不全、心脏传导阻滞以及病窦综合征等。另外，老年人容易出现抑郁症，所以慎用能进入脑子的利血平、甲基多巴、可乐宁等。

在老年高血压治疗时，还应注意到其他因素对老年人的影响。如亲人丧生、社会地位、个人经济情况的改变等均会对老年人的思维和行为有所影响，老年人情绪最易波动，它是影响血压的一个重要原因。治疗老年高血压时，应尽量减少或消除引起血压波动的因素，如焦虑、生气。并且创造与建立适合老年人的环境和作息制度，适当做一些力所能及的社会活动和体育运动，这样不但有利于治疗高血压，而且也能使晚年生活更充实，有利于延年益寿。

概念解读

问：有些老年人认为年纪大血压应该高一点儿，这种想法对吗？

答：以前觉得岁数大的人高压可以高一些，但现在研究发现，不论男女老少，只要血压升高都有危害，因此现在把 140/90 mmHg 定为界限，但是正常标准是 120/80 mmHg，理想血压是110/70 mmHg，介乎 120/80 mmHg 到 140/90 mmHg 之间，不算高血压。

妇女与高血压

妇女妊娠期所患的高血压均被称为“妊娠期高血压”。若妊娠前血压正常，妊娠 20 周后，孕妇发生高血压、蛋白尿及水肿等情况，称为“妊娠高血压综合征（简称妊高征）”；若患者孕前有高血压，则称为慢性高血压合并妊娠；患者孕前或孕期血压升高的原因倘若为急、慢性肾炎，肾盂肾炎等，则分别称为急、慢性肾炎和肾盂肾炎合并妊娠。有这些伴随症的妇女，妊娠容易并发妊高征。根据血压水平，我国将妊高征分为轻、中、重 3 期。轻度妊高征：血压≥140/90 mmHg，或较基础血压升高 30/15 mmHg，可伴有轻度蛋白尿（<0.5 克/24 小时）及水肿。中度妊高征：血压<160/110 mmHg，尿蛋白+，可伴有水肿或轻度自觉症状，如头晕等。重度妊高征（先兆子痫和子痫）：血压≥

160/110 mmHg，或尿蛋白＋＋～＋＋＋＋，24 小时尿蛋白定量≥5 克，或伴水肿，3 项中有 1 项者。❶ 先兆子痫：在妊高征基础上伴有头痛、头晕、视物不清、胃不适等自觉症状。❷ 子痫：妊高征患者出现抽搐和昏迷。妊娠期周围血管阻力降低，可使高血压值有所下降，而对妊娠期高血压易被忽略。妊高征的发病原因目前尚不清楚。妊高征常表现为血压升高、浮肿、蛋白尿，严重的患者可出现抽搐、昏迷、急性左心衰竭及肾功能衰竭。常危及到母婴的生命安全。

专家连线

问：女性高血压患者可以服阿司匹林吗？

答：阿司匹林在心血管疾病患者中应用广泛，疗效确切，这已为许多人所熟知。但是，女性高血压患者在服用阿司匹林时，要注意该药的不良反应。

女性高血压患者，如果有不同程度的肾功能损害，而阿司匹林会影响肾血流量，服用后可能导致并加重肾功能损害，还可能导致出血倾向的加重。因此，血压高于 170/110 mmHg，患有严重动脉粥样硬化的女性高血压患者，一般不应长期服用阿司匹林，而近期发生过由高血压引起脑出血的女性患者，也不应该使用阿司匹林，以免诱发或加重脑出血。另外，女性高血压患者合并有肝病、胃病、糖尿病、哮喘等，也不宜长期服用阿司匹林。

当然，也不是女性高血压患者一律都要禁用阿司匹林，而应在医生的指导下服用，并要注意以下几点：

(1) 血压控制良好，一般维持在 130/85mmHg，且无头昏、头痛等症状者，可以服用阿司匹林。但要注意的是，阿司匹林仅起到减少血栓形成、防止动脉粥样硬化的作用，并非降压药，患者切不可本末倒置。

（2）服用阿司匹林前，应先检查自己的身体状况，包括血小板计数、凝血功能、肝肾功能等。如果血小板计数偏低、凝血功能不正常或肝肾功能不佳，则不宜服用阿司匹林，此时可在医生的指导下改用其他药物。

（3）服用阿司匹林期间，应密切观察身体情况，一旦发现皮肤淤斑，或口腔、鼻腔经常出血，或有烧心样感觉或大便变黑等，应想到可能是阿司匹林所致，要及时就医。另外，还要定期检查尿常规，发现蛋白尿或管型尿，应立即停用阿司匹林并及时就医。

（4）女性高血压患者在月经期间应调整阿司匹林的用量，因为女性月经期间服用阿司匹林，可能会引起经期延长，出血量增多，甚至出血难止。

（5）有胃病史、哮喘史、脑出血史尽量不用。

专家连线

问：女性进入更年期后，为何血压会升高？

答：更年期妇女到了40岁或者50岁之间会绝经，绝经期前后就叫更年期，绝经的过程中，一些女性的激素发生改变，雌激素明显下降，导致更年期妇女出现精神改变，甚至包括血压升高等，但一般不会太高。这是激素的改变过程，如果女性更年期精神改变和雌激素减低症状比较明显，像潮热、心慌症状比较多也可以加雌激素替代，但是一般情况下不主张用激素替代过大的量，如果需要用激素替代，最好咨询医生，选择比较好的激素。

高血压的其他保健方法

散步疗法

散步是一项简单而有效的锻炼方式，是一种不受环境、条件限制，人人可行的保健运动。大量临床实践表明，散步也是防治高血压的有效方法。其优点是不易受伤、动作柔和，特别适合于老年人及肥胖者。

散步运动，几乎对所有的高血压患者均适用，即使高血压伴有心、肾、脑并发症者也能收到良好的治疗效果。

散步时间可选择在清晨、黄昏或睡前进行，每日1～2次，每次10～30分钟。

在空气比较清新的户外进行轻松而有节奏的散步，能使大脑皮质处于紧张状态的细胞得以放松，可促进血液循环，缓解血管痉挛，促使血压下降，并可减肥、降血脂，减少或延缓动脉粥样硬化的发生；散步可消除疲劳，促使心情舒畅，缓和神经、肌肉和血管的紧张，是一剂良好的镇静剂，能直接或间接地起到降低血压的作用。

散步又称为慢走，分为慢速、中速、快速三种：

(1) 慢速：每分钟60～70步。

(2) 中速：每分钟80～90步。

(3) 快速：每分钟90步以上，每小时步行4千米。对于合并心、脑、肾病变的高血压患者，选择快速散步时应慎重。

散步的同时可进行有节奏的摆臂扩胸动作，以增加胸廓活动，调整呼吸。

登楼梯疗法

平时很少登楼的人，偶尔登楼，到三四层就常感到胸闷心悸、气喘吁吁；而经常爬楼梯的人，上楼时步履轻健，一般不会出现气喘胸闷，这是因为经常爬楼梯可使心肺功能得到增强的缘故。爬楼梯也是锻炼身体、防治高血压的好办法。

据有关资料记载，爬楼梯时消耗的热量比静坐多10倍，比散步多3倍，比打乒乓球多1.3倍。沿着6层楼的楼梯爬2～3次，相当于平地跑800～1500米的运动量。经常爬楼梯，不仅能提高下肢关节功能、肌肉的收缩和放松能力，还可加速全身血液循环，改善心肺功能，促进组织器官的新陈代谢，增强人体免疫力，提高抗病能力。通过爬楼梯，还能降低血脂、减肥、调节大脑皮质功能，有助于高血压患者血压的下降和头晕、头痛、失眠等症状的改善。

在爬楼梯前要先活动一下踝、膝关节，避免扭伤，宜穿有防滑作用的软底鞋，不可穿皮鞋或高跟鞋；要根据每个人的身体健康状况选择爬楼梯的方法，要做到循序渐进，由慢到快，不可急于求成。爬楼梯时应以慢速为宜，一般以中等强度、不感到非常吃力和紧张为好；每爬1～2层楼梯可在转弯的平台上稍停片刻。

坚持长期爬楼梯，有利于高血压的降低，并可以预防冠心病。高血压、冠心病患者开始登楼锻炼时，应以慢速为宜，每日1～2次，每次锻炼时间控制在15～20分钟内，以感觉周身发热、稍微出汗即可。运动锻炼的时间不应在饭后或临睡前进行，最佳时间应选择在每日早饭前、上午9：00～10：00、下午4：00～5：00。在爬楼梯时还要做到身心结合、脚到眼到、不可分心，以防发生意外事故。

健身球疗法

健身球，俗称铁球，是中国的传统健身术。

有关专家曾对理疗科的高血压住院患者进行了系统的观察发现，每日用手掌旋转健身球 30 分钟，逐渐增至 1 小时，3 个月后，收缩压平均下降 20.3 mmHg，舒张压平均下降 9.8 mmHg，自觉症状也有明显的改善。

健身球运动为什么能降低血压呢？其机理是经常用手旋转健身球，通过健身球对手部少阴心经的少府穴和手厥阴心包经的劳宫穴的刺激，可疏通经络，调节神经功能，解除精神紧张，促使身心疲劳恢复；空心健身球在旋转时可发出高低音相间的悦耳的叮当声，对大脑是一种良好的刺激，也有利于解除大脑紧张；经常旋转健身球，不仅可以使经络保持疏通，气血保持通畅，还可以使血管扩张，微循环改善，从而调节心血管功能，促使血压下降。

音乐疗法

高血压的音乐疗法的乐曲选择应辨证挑选：

(1) 肝火亢盛型、阴虚阳亢型、肝风内动型的高血压患者，可选择镇静性乐曲，如民族乐曲《渔舟唱晚》、《平湖秋月》、《汉宫秋月》等。因这类乐曲旋律优美抒情、简洁流畅、清淡典雅、节奏平稳、悠缓动听、宽广柔慢、速度徐缓、音色柔和、舒展或略带深沉、风格悠静、安详，经常倾听，有明显的降压作用。

(2) 痰浊内蕴型高血压患者可欣赏《花好月圆》、《喜洋洋》、《鲜花调》、《雨打芭蕉》、《江河水》、《满庭芳》等民乐。因这类乐曲旋律酣畅，节奏明快，能愉悦情绪、解郁化痰、疏肝降压。

(3) 肝肾阴虚型高血压患者可选择《梅花三弄》、《二泉映月》、

《流水》、《牧歌》、《姑苏行》等传统乐曲，这类旋律轻柔、节奏舒缓的乐曲有醒脑定眩、振奋精神、补益降压的作用。

(4) 阴阳两虚型高血压患者可选择《百鸟朝凤》、《空山鸟语》、《鹧鸪飞》、《听松》、《春江花月夜》、《阳关三叠》、《平沙落雁》等古典乐曲，这类轻柔、细腻、秀丽、婉约、流畅的乐曲能调节神经、双补阴阳、降低血压。

接受音乐疗法的患者，应注意以下事项：

(1) 节奏疯狂、声音嘈杂的乐曲如摇滚乐、迪斯科等不宜使用。刺耳的音乐和疯狂的节奏会破坏人体心脏和血液循环的正常升高，导致中风及心绞痛发作，甚至猝死。

(2) 治疗环境应选择优美、安静、远离噪声的环境。室内要求光线柔和、陈设典雅、美观整洁。在收听音乐时，要排除干扰，使身心沉浸于乐曲的意境之中，最好使用立体声耳机。在播放音乐前，要对患者进行心理辅导，引导患者入静。患者在听音乐时要心神专注、全身放松、潜心静意地去听，去领悟美妙音乐所产生的各种良性效应。

(3) 每次听音乐的时间不宜过短，也不宜过长，一般每次为 30～60 分钟，每日 2～3 次。伴有失眠者可在睡前治疗，伴有消化不良者可在就餐中或就餐后进行治疗。播放音乐时，音量不宜太大，以听起来舒适为度，一般在 40 分贝左右即可。

温泉疗法

高血压患者进行温泉治疗的效果比较理想。通过温泉浴疗改善大脑皮质和心血管功能，使皮肤毛细血管扩张以及温泉水中微量元素通过皮肤进入人体等综合作用，从而使血压下降。温泉浴还能改善患者的情绪，消除疲劳，这样对高血压患者能产生一定的治疗效果。

接受温泉浴疗法的高血压患者，应注意以下事项：

(1) 高血压患者在做温泉浴时要在医生的指导下进行。如果浴后出现头昏、疲劳、胸闷、脉搏增快或食欲缺乏等，称之为温泉反应，多在浴疗的头几天内出现，一般持续数日就自行消退，不需作特殊处理。

(2) 空腹或刚进食后不宜入浴。空腹饥饿状态入浴，容易引起虚脱、眩晕、恶心和胃频繁收缩，因此饭前尽量避免入浴。由于入浴后大量血液流向体表，胃肠血液相对减少，容易引起胃肠消化不良的现象，所以也不适宜在刚进食后立即入浴。一般饭后 2 小时，胃内食物大部分已消化，则入浴无不良影响。

(3) 出浴时不宜过猛。尤其是老年人出浴时，要缓慢坐起，逐渐站起，千万不要猛力迅速站起，以防止体位性低血压引起的昏倒跌伤。

(4) 浴后要喝点儿淡盐水，适当补充维生素。由于浴中大量出汗，钠离子、维生素 B 和维生素 C 大量流失，所以浴后要及时补充水分。

(5) 注意浴后保暖，严防感冒。浴后皮肤血管扩张，血液循环加速，此时如室温太低，汗水蒸发散热过快，引起体温下降，容易导致感冒。因此，一方面要保持室温在 22℃～25℃；另一方面，出浴时要及时擦干身上的汗水，穿上衬衣，注意保暖。

梳头疗法

“发宜常梳”是我国古代养生保健方法之一。中医学认为，头为诸阳之会，汇集着人体十二经脉和奇经八脉等数十条经脉穴位。通过梳头刺激这些穴位，可通经活络，促进血液循环，调节大脑的供血供氧量，缓解大脑疲劳，恢复大脑活力，提高大脑的灵敏度；同时，还可以通过大脑有效地调整和强化脏腑功能，从而起到防病治病和强身保健的作用。

梳头所经过的穴位有神庭、上星、百会、玉枕、风池、太阳等。这些穴位若得到良好的按摩刺激，有平肝息风、开窍宁神之效。实践证明，经常用梳子梳头，对改善大脑皮质的兴奋与抑制过程和调节中枢神经系统的功能，均十分有益。对于心血管疾病患者来说，梳头还可起到降低血压、软化血管和养精安神的作用。

梳头疗法的保健作用已引起人们的重视。梳子应使用竹木或牛角类的天然材料制品，选购时要注意：梳齿太尖，容易划破头皮；梳齿太密，容易夹着头发；梳齿过疏达不到梳理和清洁的目的。梳头疗法应持之以恒，坚持时间越长，疗效越显著。

梳头时，首先应当从额前开始，朝后梳一直梳到枕部（后脑勺下），像耙地一样，顺着头发平梳。一定要贴紧头皮，着力适度，在2分钟时间内大约梳100次，每日早晨梳200～300次，当头皮有热胀麻感时，说明已达到效果。下午可再做一遍，但晚上临睡前以不梳为宜。

垂钓疗法

垂钓疗法，是指通过垂钓活动来达到养生治病目的的一种自然疗法。河湖垂钓，绿水清风，环境宁静，使人心旷神怡。鱼欲上钩之时，垂钓者全神贯注，心无杂念，意在鱼钩，与气功入静有异曲同工之妙。鱼上钩之后，垂钓者神情欢快，颇具忘忧解愁之功。垂钓能给人带来欣快之感，产生良好的心情，这对神经衰弱、高血压、冠心病等均有一定的辅助治疗作用。垂钓可以怡养性情，故过去许多文人名士把“烟波垂钓”视为文雅活动。

垂钓的地方多处于群山环抱、林木繁密的环境，“空气维生素”(负离子)比较多，所以“湖边一站病邪除，养心养性胜药补”，明代医药学家李时珍也认为垂钓可治心脾躁热。垂钓可使大部分脑神经得到休息，所以是一种很好的医疗手段，对高血压、神经衰弱、失眠、消化不良等都有较好的疗效。

图书在版编目（CIP）数据

改善高血压专家指导/高音编著. —北京：中国人口出版社，2011.8

ISBN 978-7-5101-0866-2

Ⅰ.①改… Ⅱ.①高… Ⅲ.①高血压—治疗 Ⅳ. ①R544.105

中国版本图书馆CIP数据核字（2011）第174376号

改善高血压专家指导

高音　编著

出版发行　中国人口出版社

印　　刷　北京华戈印务有限公司

开　　本　710×1010　1/16

印　　张　12.75　　**插页**　2

字　　数　150千

版　　次　2011年12月第1版

印　　次　2011年12月第1次印刷

书　　号　ISBN 978-7-5101-0866-2

定　　价　19.90元

社　　长　陶庆军

网　　址　www.rkcbs.net

电子信箱　rkcbs@126.com

电　　话　(010)83514662

传　　真　(010)83519401

地　　址　北京市宣武区广安门南街80号中加大厦

邮　　编　100054